生活と医療を統合する

継続看護マネジメント

Continuing Nursing Management CNM

第2版

長江弘子 編著

医歯薬出版株式会社

編　集

長江弘子 　東京女子医科大学大学院看護学研究科　教授

執　筆

岡田麻里 　県立広島大学保健福祉学部　講師

片山陽子 　香川県立保健医療大学保健医療学部　教授

川添恵理子 　北海道医療大学看護福祉学部　講師　地域看護専門看護師

坂井志麻 　杏林大学保健学部　教授

酒井昌子 　聖隷クリストファー大学看護学部　教授

鈴木沙織 　医療法人社団にれの杜クリニック　主任　透析看護認定看護師

多久和善子 　東京女子医科大学看護学部　助教

谷垣靜子 　岡山大学大学院保健学研究科　教授

長江弘子 　編集に同じ

仁科祐子 　鳥取大学医学部保健学科　講師

乗越千枝 　日本赤十字九州国際看護大学看護学部　教授

長谷川智子 　北海道大学病院　慢性疾患看護専門看護師

山下いずみ 　江別市立病院　老人看護専門看護師

渡邉賢治 　自治医科大学看護学部　助教

This book was originally published in Japanese
under the title of :

Seikatsu-to Iryo-o Togo Suru
Keizokukango Manejimento
(Continuing Nursing Management)

Editor :
Nagae, Hiroko
 Professor, Tokyo Women's Medical University Graduate School

© 2014 1st ed.
© 2018 2nd ed.

ISHIYAKU PUBLISHERS, INC.
 7-10, Honkomagome 1 chome, Bunkyo-ku,
 Tokyo 113-8612, Japan

はじめに

　本書の初版発行から4年がたち，このたび第2版を発行することとなりました。この間，国策として掲げられている地域包括ケアシステムの構築は，都道府県での実装に向けてさまざまな取り組みが重ねられています。そして，人生100年時代を見据えて，医療・福祉，産業，教育などの多分野で，未来の社会のあり方，地域のあり方を模索する議論が始まりました。

　本書「生活と医療を統合する　継続看護マネジメント」は初版の発行以来，多くの方に手にしていただき，私たち自身も「生活と医療を統合する」こととは何か，「継続看護」とは何か，問い直す機会になりました。私たちはこの本の執筆に，これからの看護師が責任をもつべき役割，そして看護師が信じてやまないめざすケアの形を具現化したい，あるいは根拠をもって説明できる枠組み構築の第一歩としたいというチャレンジ精神で臨んでいます。

　継続看護マネジメントは，平成22-25年度科学研究費補助金（基盤研究（B））「生活と医療を統合する継続看護マネジメント能力を育成する教育プログラムの開発と検証」（22390440）：研究代表者長江弘子の研究成果としてまとめたものですが，この第2版では研究成果そのものというよりも，研究プロジェクトメンバーとともに実践への適用を試みた方々と用語やモデル図などの精選を重ね，再編することに注力しました。この4年間，国内外の学会などでの交流集会を7回開催し，都道府県看護協会や病院からの依頼で開催した基礎編や実践編のセミナーは7カ所を超えました。こうした継続看護マネジメントモデルの教育・啓発活動の機会を通じて多くの実践家と出会いました。そして，その実践知を集め，退院支援ではなく，「生活と医療を統合する」ことを地域連携の多職種で理解し合えるよう，ダイナミックな思考過程をイメージするためのモデル図を新しく作成しました。また，各事例は，実践の焦点を明示し，展開をわかりやすい図表で示すなど，構成を再考し，事例の数も大幅に増やしました。

　私たちの継続看護マネジメントの追求は，退院支援や在宅移行支援という特定の状況への看護師の取り組みではなく，何のために看護師は退院支援をするのか，その活動の本質を示すものは何かを問うことから始まりました。また，看護学基礎教育において育成すべき人材像や教育方法は何か，そして地域社会に役立つ看護師をどのように育てるべきなのかという問いがいつも私たちの原動力となっています。看護教育者・研究者である私たちが大切にしているもの，育てたい"看護師のまなざし"，それを形にして伝え，共有していきたいという一心で本書をまとめました。しかし，用語や言い回しもまだ洗練されていません。ですので，皆さまからのご意見やご感想をぜひお寄せいただければありがたいです。読者である看護師，ならびにすべての対人支援職の皆さまとともに精錬させていきたいと思っております。

　最後になりますが，本書を出版するにあたり，"その人の生きるを支える継続看護マネジメント"をイメージした新しい本書の構成やデザインをともに検討していただきました，医歯薬出版の編集担当をはじめ，制作にかかわってくださった方々に深く感謝いたします。

著者を代表して　　編者　長江弘子

目 次　contents

はじめに ……………………………………………………………………………………………… iii

第1章
生活と医療を統合する看護を必要とする背景 …………… 1

1　地域包括ケアシステムにおける看護師の役割（坂井志麻）……………………………… 2
2　生活と医療の統合とは：看護実践における思考過程の再考（長江弘子）……………… 5

第2章
継続看護マネジメント（CNM）の概要 ……………… 13

1　継続看護マネジメント（CNM）とは（長江弘子）………………………………………… 14
2　継続看護マネジメント（CNM）の概念構造（渡邉賢治）……………………………… 20

第3章
継続看護マネジメント（CNM）の事例 ……………… 27

イントロダクション（長江弘子）………………………………………………………………… 28

［事例1］　慢性疾患とともに生きる一人暮らし高齢者への支援
家で暮らしたいと願うAさんへのCNM（仁科祐子，谷垣靜子）……………………… 30
多職種と家族が協働した病状管理により，Aさんの望む生活を叶えた事例

［事例2］　心疾患をもつ人への支援
入院をしたくないと願うBさんへのCNM（乗越千枝）………………………………… 36
診療所外来看護師のCNMにより，入院せずに病状管理をしている事例

［事例3］　認知機能障害のある人への支援
「パークゴルフがしたい」と願うCさんへのCNM（山下いずみ）…………………… 42
本人・家族，医療者で治療やケアの方向性について目標を共有しながら進んだ事例

［事例4］　認知症をもつ人への支援
家で息子と暮らしたいと願うDさんへのCNM（乗越千枝）………………………… 47
入院をきっかけに認知症となった高齢女性の自宅退院を可能にした事例

［事例5］　頸髄損傷者と家族への支援
頸髄損傷とともに夫・父親・経営者として生きるEさんへのCNM（岡田麻里）……………… 52
重度な障がいを抱えながらも，社会的な存在であることを実現した事例

［事例6］　ALS患者と家族への支援

どう生ききるか問い続けたFさんへのCNM（谷垣靜子）……………………… 58

ALS患者が望む生き方を最期まで尊重してかかわった事例

［事例7］　多系統萎縮症の療養者と家族の支援

自身の病状や家族のライフステージが変遷していくGさんへのCNM（片山陽子）……………… 63

生活に医療を組み込みつつ，家族の希望とライフタスクの達成を支えた事例

［事例8］　がん終末期にある人への支援

正月を家で迎えたい一人暮らしのHさんへのCNM（酒井昌子）…………………… 69

末期がん患者が望む最期を実現し，本人と家族が満足する看取りにつながった事例

［事例9］　神経難病の人への支援

できるかぎり仕事をしたいと願う壮年期独身のALS患者IさんへのCNM（長谷川智子）……… 74

Iさんの考える「生きる」を理解し，ピアサポートも含めて支えていった事例

［事例10］　希少難治性疾患の小児と家族への支援

医療的ケアを必要としながら成長・発達していくJくんと家族へのCNM（片山陽子）………… 80

地域の資源を活用しながら児と家族の生活を広げ，エンパワメントにつながった事例

［事例11］　統合失調症の人への支援

猫といっしょに暮らしたいと願うKさん親子へのCNM（岡田麻里）……………… 86

近隣とトラブルを起こしている家族を支えることで地域が一体になった事例

［事例12］　慢性腎不全患者への支援

オーバーナイト透析を希望する就労者LさんへのCNM（鈴木沙織，多久和善子）……………… 92

血液透析と仕事の両立をオーバーナイト透析の実施により実現できた事例

［事例13］　がん終末期にある一人暮らし高齢男性への支援

人の気配のする所で逝きたいと願うがん終末期MさんへのCNM（川添恵理子）…………………… 97

過ごしたい所，会いたい人の希望を実現し，穏やかな最期を迎えられるようかかわった事例

［事例14］　解離性障害のある胃がん（スキルス）終末期の20歳女性への支援

婚約者と母親と一緒に暮らしたいと願うがん終末期NさんへのCNM（川添恵理子）………… 102

複数の医療機関を転々と受診していたNさんの療養環境を整え，豊かな最期につなげた事例

第4章
継続看護マネジメント（CNM）の展開方法 ……………………… 107

1　看護基礎教育に「継続看護マネジメント」を導入して（谷垣靜子，乗越千枝）……………………… 108

2　継続看護の考え方を基本とした多職種連携（岡田麻里）……………………………… 112

おわりに ……………………………………………………………………… 116

デザイン・DTP：武田厚志・木村笑花（SOUVENIR DESIGN INC.）　イラスト：サタケシュンスケ

第1章

生活と医療を統合する看護を必要とする背景

1 地域包括ケアシステムにおける看護師の役割

1. 社会の動向と地域包括ケアシステム

　人口の高齢化に伴う慢性疾患の増加により国民医療費は年々増加の一途をたどり，同様に社会保障給付費全体も，2014（平成26）年度は112兆1,020億円となり過去最高の水準となっている[1]。今後もこれらの費用の増加が見込まれることから，持続可能な社会保障制度の確立に向けた改革を推進するため，「地域における医療及び介護の総合的な確保を推進するための関係法律の整備等に関する法律」（以下，医療介護総合確保法）が2014（平成26）年度に施行された[2]。

　医療介護総合確保法では，①効率的かつ質の高い医療提供体制の構築，②地域包括ケアシステムの構築の2つを柱として，地域において高度急性期から在宅医療・介護までの一連のサービスを提供する体制を実現し，患者の早期の社会復帰を進め，住み慣れた地域での継続的な生活を可能にすることを目指している。

　効率的かつ質の高い医療提供体制の構築では，病床の機能分化・連携，在宅医療の推進・介護との連携に重点が置かれ，高度急性期，急性期，回復期，慢性期，施設，在宅ケアと，人びとの心身の状態に合わせて治療や療養の場が移行するシステムにおいて，必要なケアや情報が途切れることなくつながっていくネットワークづくりが求められている。

　地域包括ケアシステムとは，「可能な限り住み慣れた地域で，自分らしい暮らしを人生の最期まで続けることができるよう，（住まい・医療・介護・予防・生活支援などの）地域の包括的な支援・サービス提供体制」[3]を指し，市町村や都道府県が，地域の自主性や主体性にもとづき，地域の特性に応じてつくりあげていくことが必要とされている。2025（平成37）年に向け，高齢者の尊厳保持と自立生活支援を目的に進められている地域包括ケアシステムにおいて，看護師には，病院から在宅への移行期における支援に重要な役割が求められている。今後は，がん化学療法や誤嚥性肺炎，心疾患などにより，入退院を繰り返し，地域のかかりつけ医による治療，あるいは外来での治療を継続する患者の増加が予測される。病院・在宅間の移行期支援である退院支援や外来における在宅療養移行支援の質向上が，その人が住み慣れた地域で，自分らしい暮らしを継続できる地域づくりのために必要不可欠である。

2. 退院支援における看護師の役割

その人の思いを引き出すことから始まる意思決定支援

患者本人が今後どのような治療や療養支援を受けたいのか，病や障がいをもちながらもどのように生活したいのか，希望と現実をすり合わせながら自己決定するための支援プロセスである。退院支援の核となる要素は意思決定支援であり，患者・家族の思いを引き出すことがその一歩になる。患者本人にはそれぞれの希望や思いがある。一方で，国の施策として推進されている早期退院，あるいは進行性の疾患や後遺症などの不可逆的な病態という現実がある。希望と現実に生じるそのようなギャップをすり合わせながら，「どのように生活していくか」を患者本人が自己決定するための支援・プロセスが退院支援である。それは特別なことではなく，看護師一人ひとりが普段実践している看護そのものである。

それぞれの患者にはそれまでの暮らしで歩んできた生活史があり，その過程で築き上げてきた生活スタイルがある。看護師は人びとの多様な価値観を尊重し，老いや病を抱えながら地域社会で生活し続ける人びとの暮らし方を理解して，個別のニーズに合わせた支援を行っていく必要がある。また，患者とともに暮らしてきた家族との関係性や家族の思いに看護師は耳を傾け，患者を取り巻く家族や環境にも視点を置いて患者の地域生活を整えていく必要がある。

今後の方向性を共有する場づくり

退院支援を推進するうえで，院内外の多職種連携は不可欠である。予定入院患者が，介護保険など地域の社会資源を利用している場合には，ケアマネジャー，訪問看護師，地域包括支援センター職員などと連携し，入院前にその人がどのような生活をしていたのか，そして，今回入院することになった経過を情報共有することが大事である。そうした連携により，入院前のADLを落とさないような入院生活のケアにつなげていくことや，せん妄発症予防，認知機能低下予防に向けた看護ケアなど，質の高い看護の提供につながると考える。また，退院後に今回の入院のきっかけを繰り返さないよう社会資源を再調整することや，入院中に患者・家族のセルフマネジメントを向上させる支援についてチームで考えていくことが大事である。さらに，それらの情報を早期に共有していくために，入院早期に多職種カンファレンスを開催することが重要である。

疾患の予後や治療方針，日常生活上への影響，継続する医療処置について，医師・看護師などの医療者間で共有し，患者・家族の思いなどを確認したうえで，多職種で今後の方向性について話し合う方向性共有カンファレンスが開催されている。その際にもし今後の療養先に迷いが生じたら，訪問看護師やケアマネジャーなど地域の多職種も参加して患者・家族の暮らしをイメージしたうえで，地域資源を活用しながらどのように支援することが可能か，患者・家族を中心に院内外の多職種がともに考え話し合っていくことが大切である。

地域・人・組織をつなぐ看護の重要性

今後は入退院を繰り返し，地域のかかりつけ医による治療，あるいは外来での治療を継続する

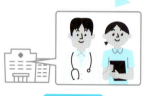
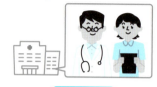

[図1-1] 地域・外来・病棟の連携（文献4）を参考に作成）

患者の増加が予測される。地域で暮らす慢性疾患高齢者の再入院予防に向けたケアやがん療養者への療養相談，地域支援者との通院患者情報の共有，病棟との入退院患者情報の共有，退院支援の必要性査定などの在宅療養移行支援は，外来看護の重要な役割である[4]。

がんの化学療法や外科的治療目的などの予定入院患者の退院支援の必要性について，入院前より外来でスクリーニングして，患者が円滑に治療に臨むことができるよう看護師（外来，手術室），薬剤師，栄養士などが支援し，その支援を病棟看護師に引き継いでいく入院時支援が求められるようになった。また，外来通院患者が入院加療する際は，入院前の生活状況や在宅での疾病コントロール状況，今後の方向性について病棟看護師へ申し送り，情報共有していくことも外来看護の重要な役割となる。さらに，入院加療を終えた外来通院患者の入院中の病状経過，入院前より変化したこと（医療処置，ADL），退院後に起こりうる療養上の課題について病棟看護師より情報を受けて，円滑な在宅療養移行に向けて支援していくことや，入院中に患者・家族へ提供した退院支援について病棟看護師へフィードバックすることも大切である［図1-1］。

このように看護師には，その人の暮らしをイメージし，病をもちながら人びとがそこで暮らしていくためにはどのような支援が必要か，生活と医療の両方の視点からその人に必要なケアをマネジメントしていく力が重要になると考える。

文献

1) 内閣府：社会保障給付費の推移（平成29年度高齢白書），2017．
   http://www8.cao.go.jp/kourei/whitepaper/w-2017/zenbun/pdf/1s1s_04.pdf［2018.4.22閲覧］
2) 厚生労働省：地域における医療及び介護の総合的な確保について（参考資料），2014．
   http://www.mhlw.go.jp/file/05-Shingikai-12401000-Hokenkyoku-Soumuka/0000052237.pdf［2018.4.22閲覧］
3) 厚生労働省：地域包括ケアシステム，2014．
   http://www.mhlw.go.jp/stf/seisakunitsuite/bunya/hukushi_kaigo/kaigo_koureisha/chiiki-houkatsu［2018.4.22閲覧］
4) 坂井志麻：高齢者ケアの継続性と退院支援．「高齢者看護学 第3版」，亀井智子，小玉敏江編，pp128-132，中央法規出版，2018．

2 生活と医療の統合とは：看護実践における思考過程の再考

生活と医療を統合するには，どういった思考過程を必要とするだろうか。本項では，まず経験的に導かれた継続看護のイメージから生活と医療の統合の状態について述べる。

1. 生活と医療の統合とは

継続看護は，病院の外来，病棟，地域の訪問看護ステーションや診療所など，さまざまな場面で必要とされている。さまざまな組織の文化，地域の文化に影響を受け，必要とされるケアは，日本独自の価値や文化に根ざした実践であるべきと考えられる。概念開発の手法を生み出したロジャーズ（Rodgers BL）は，概念は各個人が置かれた社会的文脈を指針として，特定の状況によって規定され，適用され発達するものであると，実存哲学の基盤からその概念の特性を述べている[1]。継続看護もまた，時代や現代医療の進歩と医療制度改革，高齢化とそれに伴う健康課題の変化によって，その様相を変えつつ発達していると考えられる。そこで，われわれが再考する継続看護は「多様な療養の場で行われる看護をつなぎ，場を超えて一貫した質の高いケアを提供できる能力」であり，「多様な場で支援する看護師が，共通してもつべき思考の枠組み」をもち，「退院支援や在宅移行支援をするという特定な状況に特化したものではない」という特徴をもつものであると考えた。また，継続看護を再考する際に中心にあるものは，看護師は「継続看護によって何を継続するのか」という問いでもある。われわれが経験的に描いた継続看護のイメージを示す［図1-2］。

この図に示されているプロセスは，自分では解決できない健康を脅かす緊急事態に遭遇した人びとが入院や退院という状況に対応し，生活と医療の重みがどのように変化するのかという当事者の経験に焦点を当てて描いたものである。このプロセスは，病院施設への入院や急な病状変化や悪化によって「生活」が分断され，人びとの生活が治療優先となる状況から始まる。その後，入院加療する経過で，治療開始，および病気や症状の進行に伴って健康状態が変化し，日常生活機能の低下が生活機能に影響し，これまでの生活の仕方を再編しなければならなくなる。そのため入院中は，これまでの暮らし方を見直し，「継続する治療と生活様式とのすり合わせ」をし，生活機能の低下を暮らし方やこれまでの生活維持にどのようにつなげるかを考えることが必要になる。そして，退院後，日常の生活が日々繰り返すなかで生活のなかに医療が組み込まれ，新しい生活が再編される状態となる。このように，健康状態の変化に伴って，これまでの生活と必要な医療とのすり合わせを経て，生活機能の低下に伴う暮らし方の変化と必要な医療とが統合されていくプロセスが継続看護の働きかけであり，この生活のなかに医療が組み込まれ，新しい生活が出来上がるという最終段階が「生活と医療の統合」であると考えられる。

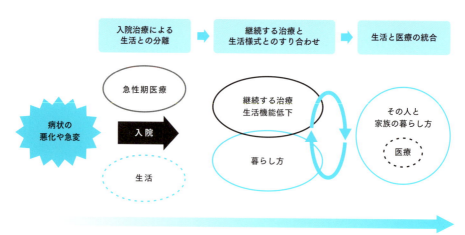

継続看護の実践能力とは，単にスムーズな退院を支援するだけでなく，多様な療養の場で行われる看護をつなぎ，場を超えて生活と医療を統合し，一貫した質の高いケアを提供できる能力である。

[図1-2] 経験から導き出された継続看護のイメージ

2. 生活と医療を統合する継続看護の思考枠組み

　では，生活と医療を統合する継続看護とは，どのように思考するものなのか。以下に述べる内容は，統合的文献レビューと退院調整看護師や訪問看護師を対象にしたインタビュー調査によるデータ分析した結果とを統合し，整理したものである[2-4]。本研究により，退院調整看護師や訪問看護師は，「地域で自立した生活ができるように支援する」という目的のために，その人の「生活と医療を統合する」という方略を用いることが見出された。この思考過程には，「これまでを知り，これからを予測する」「人びとのつながりを統合する」「持続するシステムとして統合する」という3つの思考が基本としてあり，そして，これらの3つの思考から目的に向かって「いま必要なことは何か，最善の方法を考える」ことをし，「生活と医療を統合する」ことを試みるという基本構造をもっていた[図1-3]。

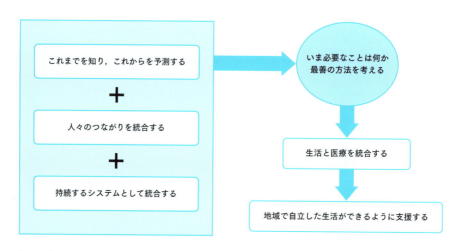

[図1-3] 生活と医療を統合するイメージ

これら3つの思考は，継続看護を実践するうえで中心となる思考である。「これまでを知り，これからを予測する」は，過去から未来へと向かう時間軸で考えるということを示している。[図1-4a]は，「これまでとこれからという時間軸で統合する」ことを実践の思考として，本人・家族をこれまでとこれからという時間軸でとらえ，いま必要なことを考えるうえで導き出された構造を示したものである。看護師は，本人・家族がこれまでの暮らしのなかで「この病状でこれまで誰とどこでどのように暮らしてきたのか」と考え，何を大事にして暮らしてきているのかというその人の価値や信念を知ろうとする。さらに，「この病気はこれからどのような症状があり，どのような治療が必要となるのだろうか」という病状の予測を中心に据えることが重要とされた。最後に，家族の視点として「これまで家族はどのように暮らしてきたのか」「その生活はどのようにつくられているか」という本人と家族がともに暮らしてきた生活の物語を理解し，「これからの本人・家族はどのように変化するのだろうか」という予測のもとに「いま必要な医療やケアは何か？ 準備することは何か？」という過去から未来を見据え，現在すべきことは何かを考えるという時間軸の視点が存在していた。

[図1-4b]は，人びとのつながりを統合すること，すなわち「関係性を統合する」ことを実践の思考として，関係者の思いを引き出し共有して，最善な方法を導き出すという倫理的意思決定への支援の要素として導き出された構造を示したものである。主たる方向性としては，「本人の考えと家族の考え」「本人・家族の考えと専門職の考え」「看護師と他の専門職の考え」という3つの意向の食い違いが多く示されており，それが価値の対立として存在していたと考えられた。看護師は，さまざまな関係者のさまざまな意見や考え，思いを聞き，そのなかで巻き込まれながらも，「本人・家族を中心にし，それぞれの思いを尊重した最善の医療やケア方法」を見出そうと思考していたことを示している。

[図1-4c]は，継続看護において「持続するシステムに統合する」という側面を示している。これは，つねに途切れず24時間365日，生活を保障しながら持続することが必要となることに起因している。それゆえ，看護師はその人を中心としながら，同心円状に拡大しつつ環境を把握していく思考をもっていた。そのイメージを[図1-5]に示す。これは，対象を理解するうえでの「生活」や「地域」をどのようにとらえるかを意味づけるものである。看護師は，その人を中心としたケアシステムをどのように構築すればよいかを考えるとき，はじめに「本人と家族とのつながり」をとらえ，本人・家族がともに暮らす家族全体の暮らし方をとらえるのである。次に「本人・家族と地域とのつながり」をとらえ，その家族が社会的存在として，その地域とどのように影響し合って暮らしているのかを考えるのである。そして，最後に「本人・家族と専門職とのつながり」で，ケアをされる側としてどのように専門職を活用し，生活を維持しているのかという観点で，本人・家族をとらえ，地域の社会資源とのつながりを考えるのである。このように看護師は，その人が置かれた環境で自立した生活をしていくには，何をどのように支援を進めていけばよいのか，その人が使える資源をアセスメントし，暮らしを支える仕組みをどのように構築すればよいかを考え，思考していることを示している。

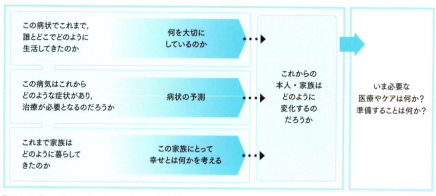

［図1-4a］　これまでとこれからという時間軸で統合する

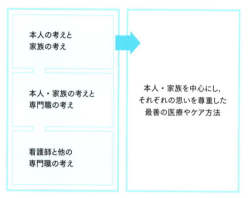

［図1-4b］　関係性を統合する：思いを共有し最善の方法を導き出す

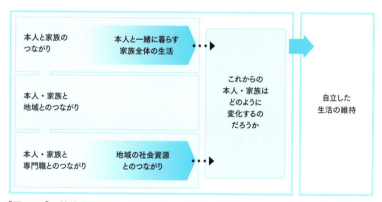

［図1-4c］　持続するシステムに統合する：その人の暮らしを支えるケアシステムを構築する

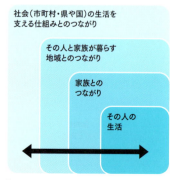

［図1-5］　その人の生活維持に向けた視野の広がり

3. 継続看護実践の思考を統合した概念枠組み

　最後に，看護師が行う継続看護の実践がどのような思考と意図をもって対象に働きかけているのかを総合的，なおかつ鳥瞰的にとらえた［図1-6］を示す。継続看護実践における看護師の思考には，本人を「主体性をもつ存在」としてとらえ，「その人と家族の自立した生活の継続」を志向していることが中心にある。だからこそ，「その人に必要とされるサービスを創造し，その人の生活に合ったサービスをつくり出す地域社会に働きかける」ことをする。その働きかけの方略には，「本人・家族のもつ力を引き出す」「セルフケア能力を育てる」という対象のもつ力を育むことと，その人が必要とする支援を提供できるよう「チームをマネジメントして動かす」ことをし，「主体的な生き方を支える」ために日常的な場面を観察しながら把握し働きかけるのである。そして，「生活と医療の統合したQOLの観点」から，その人の生活を維持するケアシステムを構築するための思考を展開していくのである。さらに看護師は，社会資源として存在する社会保障制度にも思考を発展させ，生活の仕組みを整える制度や政策がどうあればよいのかを考え，社会の仕組みに働きかけようとするのである。

　このような看護師の自立支援や学習支援という働きかけと思考の広がり，かかわる対象の広がりに応じたケアの方向性を継続看護実践のプロセスとして図に示した［図1-7］。この思考プロセスは看護活動のダイナミックで円環的な活動に起因しており，柔軟に創造的に展開するものと考えられる。看護の対象は，看護を必要とするすべての人びとである。そして，人びとは地域でこれまでもこれからもずっと暮らし，病気になっても入院してもその暮らしを維持し，つながりを大切にしつつ，日々を生きていく。その日常こそがその人の生活であり，その人が暮らす地域での生活を維持することが，すべての看護師にとってめざすべきケアの方向性であるといえるのではないだろうか。看護師の働く場は，今後多様化して変化していくが，共通してもつべきケアの方向性と看護師としての行動の意図は，変わらないのではないだろうか。

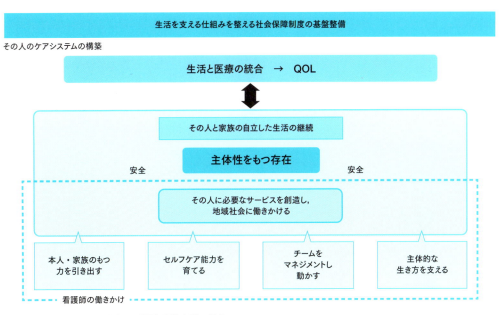

[図1-6]　生活と医療を統合する継続看護実践の総体

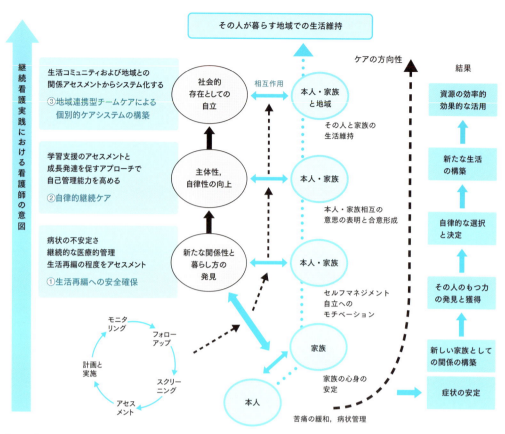

[図1-7] 継続看護実践のプロセス：かかわる対象の広がりに応じたケアの方向と結果

4. 生活と医療を統合する継続看護マネジメント

　ここまで述べてきたことは，退院調整看護師と訪問看護師の実践から導き出された思考過程であり，生活と医療を統合する看護実践であったと考えられる。その実践は，「地域で自立した生活ができるように支援する」という目的のために，その人の「生活と医療を統合する」という方略を用いながら継続看護をマネジメントするものである。

　ゆえに継続看護をマネジメントする目的とは，一貫したケアを提供するために持続するシステムを構築し，つなぎ目のないケア（シームレスケア）や看護によって，本人・家族の意向に沿ったより質の高い生活の維持することである。単にスムーズな退院を支援するだけでなく，多様な療養の場で行われる看護をつなぎ，場を超えて一人ひとりの本人・家族の生き方に合ったケアシステムを志向するものである。その支援の視座は，個別化した生活環境のなかで本人・家族自らが自分の生き方を再考し，人生の目標や計画を新たに見出すという本人・家族の主体性に働きかける学習支援である。その前提として，看護師は本人の病状やその人の生活体験をその人から聞くことから把握し，客観的な情報をもとに病状や治療による今後の経過を予測し，どのように生活に影響するのかをアセスメント（臨床推論）することが重要である。そのうえで，専門家の判断と本人・家族の価値を統合し，本人・家族を含む関係者の合意にもとづいて，その意向に合った医療提供体制を構築していくことを目指している。ゆえに，直接的看護実践というよりむしろ，

チームアプローチによって地域社会で自立して生活していけるよう支援するためのケアを組織化し，一貫した質の高いケアを提供できる体制をつくることを志向し，医療やケア，そして看護が継続するためにマネジメントすることなのである。

　継続看護をマネジメントすることは，退院調整看護師や訪問看護師のみならず，病棟や外来看護師のように本人・家族と向き合う第一線の看護師が担う機能であり，看護の本質的機能としてすべての看護師に必要とされる能力である。さらに，地域包括ケアシステムの構成要因であるすべてのケア提供者によって共有され，本人・家族中心のケアの目標ともなりうるものである。それゆえ，継続看護をマネジメントする看護実践を現実に適用可能なものとして開発することは，地域包括ケアシステム構築におけるケアのあり方の共通言語となり，地域連携による実践のプロセスと成果をつなげる理論となりうると考えられる。

文献

1）Rodgers BL：Concept analysis；an evolutionary view．In：Concept Development in Nursing；Foundations，Techniques and Applications．Rodgers BL，Knafl KA eds，2nd ed，pp77-102，Saunders，2000.
2）長江弘子：地域社会に求められる看護師の育成を目指した教育・研究・実践．看護教育，53（9）：766-772，2012.
3）長江弘子，谷垣静子：退院支援における患者・家族のアウトカムベースにした継続看護実践モデルの開発．平成22年度公益財団法人在宅医療助成勇美記念財団報告書，2011.
4）長江弘子，他：生活と医療を統合する継続看護の思考枠組みの提案．INR，35（4）：89-94，2012.

第2章

継続看護マネジメント
（CNM）の概要

第2章　継続看護マネジメント（CNM）の概要

1 ▷ 継続看護マネジメント（CNM）とは

1. 継続看護の問い直し

　継続看護は，「その人にとって必要とされたときに必要な場所で，適切な人によって看護を受けるシステムである」と，モントリオール国際看護師協会（ICN）大会（1969年）において定義された。わが国では2011（平成23）年，日本看護科学学会の学術用語検討委員会による用語集で「看護の対象となる人々の療養生活における昨日，今日，明日といった継続性と，療養の場の移動や健康状態の変化に関わらず責任を持って一貫した看護が提供されるという看護の質的な継続性とを意味している」[1] と定義された。これらの定義は，継続看護の理念を示すうえで基本となる定義である。近年，慢性疾患の増大と高齢・多死の時代を迎えるわが国においては，在宅医療を推進する制度改革が急速に行われている。その結果，疾病や障がいをもったまま医療施設を退院し，自宅や福祉施設で医療的な管理を必要とする人が増えている。そのため，多職種の連携のもとに生活の場の状況に合わせて一人ひとりのニーズに対応し，切れ目のない地域医療システムを構築することが必要である。

　このような地域完結型医療体制に向けた社会的ニーズに対応するため，病棟，外来，地域，施設といった多様な場で必要とされる看護実践について共通の思考枠組が必要である。すなわち，地域包括ケア体制を推進するためには，継続看護が必須であると考える。しかし，前述の定義を考えると，継続看護には従来，「退院指導」や「退院時計画」の意味合いが多分に含まれている。近年では「退院支援」「退院調整」という用語に変化してきたが，[表2-1] に示すように，それらの目的は，退院後の生活をスムーズに始められるよう，“退院すること”を支援するものである。つまり，「退院」という特定の状況に適切に対応して，適切な退院先を確保し支援体制を整えることなのである。一方，介護保険制度の開始とともに「ケアマネジメント」「ケースマネジメント」という用語が出来，マネジメントの意味が加わった。「ケアマネジメント」は，地域生活における個々人のニーズを地域のサービスにつなげることが主たる目的である。「ケースマネジメント」は，「ケース」という特定の状況に置かれた個人の健康状態を改善するとともに，その人の自律性や主体性に働きかけ，自己管理能力の向上や意思決定，ひいては費用対効果を視野に入れて，効率的な資源活用の仕方とそのアウトカムを，患者や家族とともにマネジメントする意味合いが強い。とくに対象とのコミュニケーションや共感を通して行われるなど，関係性を重視することも特徴といえる。

[表2-1] 継続看護と類似する用語の比較

用語	定義と目的
ケアマネジメント [2]	ケアマネジメントは，ニーズを分類し，サービス提供の可能性について判断し，「ケアプラン」における「ケアパッケージ」を考え出し，その後もサービス利用者の状況を定期的に再評価する一連の過程である。
ケアマネジメント [3]	ケアマネジメントの目的は，前述したように要援護者の地域生活を支援し，ひいては生活の質を高めると同時に自立を支援することに他ならないが，（中略）ケアマネジメントを行うことによって，施設や病院へ入所・入院する人たちを抑制し，あるいは退院や退所へと誘導することができる。（中略）そういったことにより医療費のコストコントロールに貢献できるともいえる。
ケースマネジメント [4]	対象者の社会生活上での複数のニーズを充足させるために適切な社会資源と結びつける手続きの総体である。ケアマネジメント／ケアコーディネーション／ケースマネジメントはほぼ同義であり，基本要件はクライエントと適切なサービスを調整（coordinate），対象者とサービスの接合サービス（linkage service）ないしは情報提供・紹介サービス（information and referral service）である。すべての対人援助職が行う（ソーシャルワーカー，保健婦，看護婦，作業療法士，理学療法士，時には医師，主任ヘルパー，居宅介護支援専門員（ケアマネジャー））。
ケースマネジメント [5]	ケースマネジメントは調整，代弁，紹介という看護活動を含んでいる。これらの活動は対象者のために地域のサービス提供を促進すること，保健サービスや人的サービスの提供機関との連絡，対象者の肯定的コミュニケーションの援助，対象者が適切な地域の資源を利用できるよう支援することを意味する。
（ナーシング）ケースマネジメント [6]	※ナーシングケースマネジメントで「ケースマネジメント」についての定義を紹介している。ケースマネジメントとは質的経済的効果を高めるため，他職種との連携や有効な社会資源を活用して，個人の健康に対するニードを満たすため各種サービスをアセスメントし，計画立案，実施，調整，評価するための共同のプロセスである。
退院計画 [7]	個々の患者・家族の状況に応じて適切な退院先を確保し，その後の療養生活を安定させるために，患者・家族への教育指導や諸サービスの適切な活用を援助するように病院においてシステム化された活動・プログラムが退院計画（Discharge Planning）である。
退院調整 [8]	退院後の生活に対する対処の不安・心配および意向を把握して退院後の生活に必要となる人的・物理的環境に対して支援者となりうる人や機関などと連絡を取り，各支援者の役割が対象にとって最適なものとなるように支援体制を整えること。同義語：退院・退所支援，ディスチャージナーシング，ディスチャージプラン
退院支援と退院調整 [9]	退院支援は医療を受ける側にある患者が考えていることと，医療を提供する側の医師や看護師の考え方との間のギャップを埋めるために必要となるもの（倫理的意思決定支援を含む）。退院調整は患者・家族が自宅や老人ホームなどで療養を継続していくために必要な環境を整える作業
Case management [10] 〈著者訳〉	ケースマネジメントとは，アセスメント，計画，ファシリテート，ケアコーディネーション，評価，個人の権利擁護との協働的実践プロセスである。そして費用対効果の高い成果を得るためにコミュニケーションと適切な資源を活用してその人と家族の包括的なヘルスニーズに合うようサービスを提供する。
Case management [11] 〈著者訳〉	ヘルスケアシステムあるいは病院におけるケースマネジメントは患者，看護師，社会福祉士，医師，他の実践家，介護者や地域との協働的実践モデルである。ケースマネジメントのプロセスは共感的コミュニケーションと効果的に資源をつなぐことを通して継続するケアを促進することである。ケースマネジメントのゴールは患者の自己決定権と比較検討され，ケアと適切な資源活用へのアクセスとより良い健康状態を成し遂げることを含んでいる。

（下線部は筆者による加筆である。表の作成者：乗越千枝，長江弘子）

しかしながら，いずれの用語も欧米から輸入されたものである。しかも，これらの用語は，とくにソーシャルワークを基本としてさまざまな職種の実践を視野に入れており，看護の機能に特化したものではない。だからこそ，継続看護は共通言語として多職種で共有されなければならない。ケア提供者すべてがどのような意図をもって，何を実践し，その結果，「その人の生活」に何をもたらしているのか，いまだ曖昧である。継続看護の実践がどのような効果をもたらすのか，わが国の生活文化的特性をふまえて継続看護の概念を再検討する必要があると考える。

さらに，継続看護の実践の効果として，患者・家族のアウトカムと関連する有効な実践を構造化することが重要である。多様な場で支援する看護師はもちろん，多職種がともに共通する実践根拠として，患者・家族のアウトカムに関連づけられた継続看護マネジメントを明らかにすることは，すべてのケア提供者にとって実践の意義や何を共通の志向とすればよいか，各専門職の専門性とは何かについて示唆を与えるだろう。言うまでもなく，「病院」と「在宅」における医療やケアは切れ目なく継続して行われるべきである。そのためには，実践の意図と成果を示すことが重要である。また，そのことを多職種で共通認識することが重要である。すなわち，継続看護を問い直すことで，われわれは，わが国の地域包括ケア体制を構築するにあたってケアの目標を共有し連携するために必要な実践概念モデルを明確にすることになると考える。

2. 関連する用語の検討から継続看護マネジメントを考える

継続看護に関連する用語に，「ケアマネジメント」「退院支援」「退院調整」などがある。また，対人サービスを行ううえで「ケースマネジメント」は不可欠である[12]。実際，ケースマネジメントは，高齢者，発達障害，精神保健，在宅ケアなどの分野において採用されている。多様な領域で採用されているため，ケースマネジメントには複数の定義[13-18]があり，概念が統一されていない。しかし，共通して強調されている特徴がある。第1の特徴は，特定のクライエントを援助するプロセスという点である。第2は，クライエントを援助するためのすべての活動はコミュニティを基盤に連絡・調整していくという点である。第3は，ケースに対するケアの継続的な責任という点である。ケースマネジメントの一環として退院計画（支援）がある[19]。従来の退院計画は病院で完結するものであった。それは，本来のケースマネジメントではない。ケースマネジメントが多様な場で実践されることによって，質の高い医療や看護，そしてケアが継続して提供されると考える。その意味では，本書によって再定義する継続看護は，看護師が行うケースマネジメントとして，ケースマネジメントと退院支援を統合した概念，すなわち「継続看護マネジメント（continuing nursing management；CNM）」と名づけられるのではないかと考えられる。

継続看護マネジメント（CNM）は，病院から地域への"移行"によって生じる病状管理と生活再編上の課題を，個別ニーズと家族ニーズの双方からとらえたうえで，統合的なチームアプローチを基本に実践する継続的なマネジメントプロセスを意味している。一方，類似概念として米国のNCM（nursing case management）がある。NCMは1980年代後半から1990年代の初頭にかけて用いられた。NCMは，米国看護協会をはじめ，各団体が定義や構成要素を定めている。代表的な定義としては「質の確保とコスト効率の視点から，クライエントとのコミュニケーションや有効な地域資源を活用しながら，個人のニーズに即応する諸サービスを評価，計画，実施，調整，測定する協働的なプロセス」[20]である。NCMは，病院経営におけるコスト管理とケアの質管理を，事務職を巻き込んでシステム化するというものである。しかも，看護師が中心になって動く

ことで，患者の健康状態の改善を導くのみならず，施設とそこで働くケア提供者の専門職性をいかした協働によって，すべての関係者がそれぞれの成果を手にできるwin-winのアウトカムマネジメントモデルとして意義があり，病院経営者，従業員，病院を利用する人びとの高い満足感を導いた。このように，コスト管理からの問題意識のもとにスタートした病院内のNCMの実践の背景にはマネジドケアがあったが，その成果は，患者ケアの質の向上やコスト抑制につながったといわれている[21]。

　わが国においても同様な課題解決が必要であるといえる。しかし，わが国の現状では継続看護のコスト効率について書かれた論文はみられなかった。その理由は，事例研究が主で，疾患が重複し，世帯構成や家族の状況，地域特性なども絡み合い，複雑な問題を有する事例が取りあげられており，移行支援や地域連携の課題を提示する論文がほとんどだったからである。また，NCMという考え方は，病院内の看護師の動きを中心に考えられており，地域への継続をどのように考えるかという視点が弱い。われわれの分析結果では，継続看護を必要とする背景には，わが国は病院中心の医療の長い歴史があり，①病院中心医療に限界が生じ，②地域・在宅医療の推進政策が対策として掲げられるなど，『地域をベースにしたケアシステムの未確立』がある。さらに，③長期的・複合的な健康課題を有する患者・家族の増加，④家族機能の脆弱化，という医療を受ける側の課題として『ケアニーズの複雑化・長期化』が生じている。同時に，⑤病院中心の医療によるケアの分断，⑥生活支援に向けたチームアプローチの不足という専門職側の課題から『地域ケアをめざしたチームアプローチの必要性』が増大した（次項で詳細を述べる）。

　わが国で継続看護が必要とされるのは，このようなヘルスケアシステムの変換期にあるからである。継続看護は"移行"を支援するために強化された看護活動であり，ケアの質を維持・向上させていくために，上記の理由から，ケア全般にわたって責任をもつ看護師の存在が不可欠なのである。最後に，継続看護と非常に近いモデルとしてCCM（the chronic care model）[22]をあげる。1998年頃にワグナー（Wagner EH）が提唱したもので，「プライマリ医療における慢性疾患患者のケアに対する組織的なアプローチ方法で，十分に情報化された患者と疾病予防を志向する医療チームとの間でエビデンスにもとづく医療の実践とケア支援が提供される」とされている。このアプローチシステムは，ある一定の地域のある特定の疾患人口を対象にしている，いわゆるpopulation-based managementとdisease managementも含む。これはプライマリケア医の志向で地域密着型のモデルである。導入の経緯としては，複数の複雑な症状を有している多くの慢性疾患に対して十分な症状マネジメントがなされていないことや，ケアのデリバリシステムがうまくいかないためであった。その原因は，急性期医療から継続した診療計画が欠如している，ケアコーディネーションが不十分である，地域でのフォローアップシステムや患者のセルフマネジメント教育などが不足している，というものであった。このモデルには，①コミュニティの資源の活用，②ケアのシステム化・組織化，③患者の自己管理の支援，④ケア提供システムのデザイン，⑤意思決定支援，⑥診療情報システムの6つの要素がある。このモデルと継続看護マネジメントの概念は地域医療をベースとして考えているため，非常に近い考え方であり，必要な要素を含んでいる。しかし，CCMは医療的身体的な問題を重視しがちであるため，患者の生活管理や自己決定的な要素も生活重視ではなく疾患管理的である。また，家族の位置づけも明確ではなく，患者を生活者としてとらえる以前に，専門職が理想とする提供体制を目標にする志向である。このように考えると，本人と家族の主体性を生かしつつ地域で生活維持するための，わが国の実情に合わせたケアマネジメントモデルが必要ではないだろうか。

第2章 継続看護マネジメント（CNM）の概要

「なぜ継続看護が必要であるか」，その問いから本研究は開始された。折しも2012（平成24）年度の介護報酬，診療報酬の同時改定は，わが国の社会保障制度が本格的に「病院中心から地域中心の医療制度」へと舵を切った年である。厚生労働省は，団塊の世代が75歳以上となる2025（平成37）年に向けて，高齢者が尊厳を保ちながら，重度の要介護状態となっても，住み慣れた地域で自分らしい暮らしを人生の最期まで続けることができるよう，住まい，医療，介護，予防，生活支援が，日常生活の場で一体的に提供できる体制，すなわち地域包括ケアシステムづくりを目標としている。地域包括ケアを実現するためには，利用者のニーズに応じた①医療との連携強化，②介護サービスの充実強化，③予防の推進，④見守り，配食，買い物などの多様な生活支援サービスの確保や権利擁護，⑤高齢期になっても住み続けることのできる高齢者住まいの整備（国交省と連携）の適切な組み合わせによるサービス提供，という5つの視点での取り組みが包括的に，かつ継続的（入院，退院，在宅復帰を通じて切れ目ないサービス提供）に行われることが必須とされている。

これらの意図する地域包括の意味は，第1にサービスの包括であり，利用者のニーズから導き出される保健・医療，介護，住宅，あるいは社会参加などのサービスが包括的に準備され，提供されることである。第2は，自立支援を基本とするケアが包括的に提供される仕組みであり，自助，互助，公助，共助が活用される仕組みをつくりあげることである。第3は，地域で暮らすべての住民を包括的に対象にすること，すなわち介護保険制度のもとでの要支援・要介護高齢者のみを対象にするだけでなく，健康な高齢者も含めた高齢者全体を対象にすることである。さらに将来的には，生活圏域のすべての住民を対象とすることを意図している。そして，これらの「地域に存するすべての人や資源を丸ごと包み込んだ生活の安寧」を持続するシステムとすることなのである。すなわち，この地域包括ケアシステムは，継続看護マネジメントそのものの意味と考

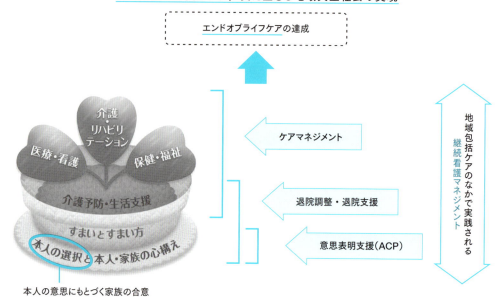

[図 2-1] すべての看護師に必要なケアのアプローチ方法：思考過程
（地域包括ケアシステム構築に向けた制度及びサービスのあり方に関する研究事業報告書，2016．をもとに作成
http://www.mhlw.go.jp/file/06-Seisakujouhou-12400000-Hokenkyoku/0000126435.pdf[2018.4.1 閲覧]）

えることができるのではないだろうか。

　2016（平成28）年3月，「地域包括ケアシステム構築に向けた制度及びサービスのあり方に関する研究事業報告書」において改定された植木鉢図に，これまで検討した類似概念の位置関係を示した [図2-1]。この図で重要な点は，地域包括ケアシステムの土台が「本人の選択と本人・家族の心構え」であることである。つまり，地域で包括するサービスや自立支援の方向性は，本人と家族の生き方の選択が土台にあるということである。国の施策や制度に追従するサービスが必要なのではなく，まさに，住民一人ひとりが自分らしく暮らす生活を維持するために，地域包括ケアシステムが必要なのである。このような国の施策とケア提供体制の考え方の全体像を考えるとき，継続看護マネジメント（CNM）はその活動の「団子の串」のような基軸であり，地域包括ケアシステムが機能するように働くエンジンを意味する，地域包括ケアの実践概念といえるのではないかと考える。そしてさらにいえば，地域包括ケアシステムのゴールは，すべての人が住み慣れた自分のコミュニティに囲まれて最期まで自分らしい生き方を支え，支えられ生きること，すなわちエンドオブライフケアを内包する地域共生社会の実現である。

文献

1）日本看護科学学会学術用語検討委員会第9・10期委員会：看護学を構成する重要な用語集. p21, 2011.
　　http://jans.umin.ac.jp/naiyo/pdf/terms_120604.pdf[2013.9.5閲覧]
2）Meredith B（杉岡直人, 他訳）：コミュニティケアハンドブック　利用者主体の英国福祉サービスの展開. p63, ミネルヴァ書房, 1997.
3）白澤政和, 他監修：ケアマネジメント講座1　ケアマネジメント概論. pp11-12, ミネルヴァ書房, 2000.
4）白澤政和：ケースマネージメントの理論と実際. pp11-12, 中央法規, 1992.
5）Martin KS, Sheet NJ（別所遊子, 他訳）：オマハシステムによる地域看護ハンドブック. 医歯薬出版, p45, 1997.
6）森山美智子：退院計画とクリティカルパス. pp46-47, 医学書院, 1998.
7）手島陸久編集代表：退院計画. p10, 中央法規, 1996.
8）日本看護科学学会看護学学術用語検討委員会編：看護行為用語分類. p305, 日本看護協会出版会, 2005.
9）山田雅子：退院支援・退院調整をめぐる現状と，看護の位置づけ.「病棟から始める退院支援・退院調整の実践事例」, 宇都宮宏子編, 日本看護協会出版会, 2009.
10）Case Management Society of America website
　　http://www.cmsa.org/Home/CMSA/WhatisaCaseManager/tabid/224/Default.aspx[2014.2.10閲覧]
11）American Case Management Association Website
　　http://www.acmaweb.org/section.asp?sID-4&mn-mn1&sn-sn1&wpg-mh[2014.2.10閲覧]
12）厚生労働省：第7回社会保障改革に関する集中審議会（平成23年5月19日）.
　　http://www.cas.go.jp/jp/seisaku/syakaihosyou/syutyukento/dai7/gijisidai.html[2013.8.20閲覧]
13）David PM：The Practice of Case Management. Sage Publications, 1989.
14）伊藤淑子：ケースマネジメントを問いなおす. 社会福祉研究, 52：96-101, 1991.
15）宮本義信：ケースマネジメントとソーシャルワーク　歴史的な経緯と実践理論. 同志社女子大学学術研究年報, 52（2）：150-173, 2001.
16）前田大作：ケースマネジメントとは何か（特集　検証 ケースマネジメントの可能性）. 月刊福祉, 77（1）：36-39, 1994.
17）白澤政和：地域福祉の推進とケース・マネジメントの実際（特集　ソーシャル・サポート・ネットワーク　概念・実践・課題）. 社会福祉研究, 42：42-47, 1988.
18）前掲6）.
19）島内　節：マネジドケアにおけるケースマネジメントと退院計画. 看護学雑誌, 64（10）：936-942, 2000.
20）Case management society of America website.
　　http://www.cmsa.org/Home/CMSA/WhatisaCaseManager/tabid/224/default.aspx[2012.12.14閲覧]
21）Brooten D, et al：Lessons learned from testing the quality cost model of advanced practice nursing（APN）transitional care. J Nurs Scholarsh, 34（4）：369-375, 2002.
22）Wagner EH, et al：A survey of leading chronic disease management programs：are they consistent with the literature?. J Nurs Care Qual, 16（2）：67-80, 2002.

2 ▷ 継続看護マネジメント（CNM）の概念構造

本項では，継続看護マネジメント（CNM）を構成する諸概念を説明し，以てCNMの特徴をまとめることとする。ここでは，大カテゴリを『　　』，中カテゴリを【　　】，小カテゴリを［　　］で表す。

1. 継続看護を必要とする「背景」：先行要因

継続看護を必要とする背景（先行要因）は，地域医療ニーズが増大しているにもかかわらず，医療とケアシステムがつながらないことであった。継続看護の先行要因は，3つの大カテゴリに分類され，『地域をベースにしたケアシステムの未確立』『ケアニーズの複雑化・長期化』『継続ケアをめざしたチームアプローチの必要性』であった。

1）『地域をベースにしたケアシステムの未確立』

健康課題の質が変化しているにもかかわらず，［急速な高齢化］［慢性疾患患者の増大］［医療費の抑制］［入院の長期化］に対応できず，【病院中心医療の限界】が生じたことと，その対策として［自立支援政策の推進］や［在宅医療施策の推進］が医療政策として掲げられ，【地域・在宅医療の推進政策】が進められたこと，そして，［診療報酬の改定］や［介護報酬の改定］によって【地域医療の受け皿の多様化と認知不足】が生じたことによって構成されている。

2）『ケアニーズの複雑化・長期化』

これまで以上に，地域で［継続的な医療機器管理の必要性］が増し，同時に［長期的な病状管理を必要とする人の増大］や［認知障害疾患に伴う生活機能障害の重症化］，それに加え［日常生活援助を必要とする人の増大］や［障害を有するうえに生活基盤が脆弱化している人の増加］が見込まれている。これらの健康課題の変化は同時に家族にも影響し，［家族介護力の低下］も顕在化し，【長期的・複合的な健康課題を有する対象・家族の増加】を招いている。このような健康課題の質の変化は，現代家族の［小家族化］［個々人の生活重視志向］による【家族機能の脆弱化】として現れ，また，社会的な問題として［互助］［共助］の考えの普及とともに【国民意識の変化】もあいまって進展しつつあることを示している。

3）『継続ケアをめざしたチームアプローチの必要性』

これまで病院中心の医療政策を推進してきたわが国では，病院完結型のシステムが中心で［継続ケアの仕組みがない］ことに加え，［継続ケアのための社会資源の不足］や介護保険や地域の保健福祉サービスに関する［医療従事者の継続ケアに関する知識不足］があり，医療が地域サービスとつながらず【病院中心の医療によるケアの分断】が生じた。また，医療従事者の［生活支援に向けたチームケアへの意識不足］［施設を超えた多職種チームの構成員の不足］［看護師の継続ケアへの認識不足］によって【生活支援に向けたチームアプローチの不足】が生じ，『継続ケアをめざしたチームアプローチの必要性』を構成していた。

・・・・・

以上，大・中・小のカテゴリを用いて，継続看護を必要とする要因を説明したが，わが国で継続看護が必要とされるのは，ヘルスケアシステムの変換期にあるからである。継続看護は，「移行」を支援するために強化された看護活動であり，ケアの質を維持・向上するために，ケア全般にわたって責任をもつ看護師の存在が不可欠であることが示されたと考えている。

さらに，カテゴリには示されなかったが，わが国特有の要因として，文化的要素の影響があると考えられる。日本の家制度や，「家」という場と空間に価値づけられる「生活」の理解である。また，女性と男性の性役割は地域によっても大きく異なる。そのような個人の生活における環境と個との相互作用から存在意義を理解し，対象と家族が病気の管理をしながら，「家」という固有の生活の場で協働生活（一緒に暮らす）を維持することをめざして働きかけることが必要とされる。それゆえ，単に家族を介護する者としてとらえるだけではなく，家族自身の生活を維持することもかなえなければならない。しかも，家族としての役割や関係性の維持が，その人の心の「和」となり，QOLに関連する。

それゆえ，継続看護の実践においては，対象と家族の関係性の再構築と自立した社会生活を実現するために，各家族員が自律性を獲得し，地域社会に生きる主体性をもった存在として相互に尊重できるよう，家族全体に働きかける倫理調整がとくに重要となると考える。

2. 継続看護の「実践」を構成する要素：属性

継続看護の実践を構成する要素は，その属性として5つの大カテゴリに分類され，ダイナミックな状況への対応，柔軟性で創造的な思考過程を示していた。5つの大カテゴリは，『生活安定のための病状管理』『対象が生活者として主体的に生活できるようにする支援』『家族のセルフケア能力を高める支援』『対象中心のチームアプローチ』『対象の望む生活を実現するための円環的アプローチ』である。

1）『生活安定のための病状管理』

【病状に合わせた基本的な生活ニーズの充足を考える】【生活の仕方に合わせた安全な医療処置の仕方を考える】【症状が安定するようコントロールする】【病状変化に応じたセルフマネジメント/自己管理方法ができるよう支援する】という4つの中カテゴリで構成される。看護師が，そ

の人の生活ニーズに合わせて，安全で安楽で簡便な医療的な管理を提案し，対象のセルフマネジメントを引き出す，本人参加型のシンプルケアへの変換である。

2）『対象が生活者として主体的に生活できるようにする支援』

【今後の療養場所に対する対象の希望を確認する】【対象が自己の存在意義を確認できるよう支援する】【対象が自身の健康状態を認識し生活の変化を自覚できるよう支援する】【対象が社会とのつながりを認識できるよう支援する】【対象ができることをやってみようと思えるように支援する】という5つの中カテゴリで構成される。対象が病気や障がいによって体験した喪失から希望を見出し，生活を再構築するなかで再び社会とのつながりに身を置き，「自分でできる」という自分自身のもてる力を感覚できるようにする働きかけである。

3）『家族のセルフケア能力を高める支援』

【家族成員の状況と背景を理解する】【対象の希望を家族が理解できるように支援する】【対象と家族が互いに役割を見出せるように支援する】【対象と家族が互いの考えを理解し，今後の方向性について合意形成できるよう支援する】【対象と家族の関係性をモニタリングし，互いに役割を見出せるよう支援する】という5つの中カテゴリで構成される。対象の希望が家族成員の状況と背景とともに互いに明らかになり，役割をもって今後の方向性を合意形成し続けられる集団となるようモニタリングする働きかけである。なお，ここでの家族には，患者・療養者である本人も含まれている。

4）『対象中心のチームアプローチ』

【目標達成に貢献するチームを編成する】【チームで方向性を明確にするための情報共有と合意形成の場をつくる】【生活ニーズとサービスをつなぐ方法を提案する】【チームのメンバーシップを育てる】という4つのカテゴリで構成される。対象が望む暮らしを家族あるいは地域全体で実現するために必要なチームを編成し，プランを練っていく働きかけである。

5）『対象の望む生活を実現するための円環的アプローチ』

看護師の意図と思考のプロセスであり，看護過程の展開を意味している。すなわち，【療養生活のサポートを必要とする人を特定する】【対象に信頼される存在となる】【対象の希望や大切にしていることを確認する】【自立した生活に向けて情報収集を行い，問題を明確化する】【変化に応じた継続的支援のためのモニタリングと評価をする】という5つの中カテゴリで構成される。継続看護の必要性を特定した対象に近づき，本人が真に大切にしている価値観に触れてこそ，自立した生活に向けた問題の明確化や，変化に対応可能な継続的支援が可能となる。そして，看護師は，これらの包括的な実践のモニタリングや評価を進めるなかで再び対象の特定に立ち返り，最終目標である，個別化した最善のケアへ近づくのである。

$\bullet \quad \bullet \quad \bullet \quad \bullet \quad \bullet$

この5つの大カテゴリは段階的に関連するだけではなく，相互に作用する。

とくに『対象の望む生活を実現するための円環的アプローチ』は，継続看護の開始から終了まで持続的に用いられる思考プロセスであり，継続看護の実践を突き動かすエンジンのようなものである。そして，他の4つの大カテゴリは，円環的アプローチをベースとした対象の自立支援を意図して働きかける Person / Family / Community centered care に根ざした活動としてその周囲に位置づけられる。

4つの大カテゴリは，それぞれが円環的アプローチをベースとした思考プロセスを示すものであり，また同時に，円環的アプローチを軸として展開されるエンジンに突き動かされた継続看護の実践を体現するものでもある。継続看護では，看護師のリーダーシップによって，対象の自立した生活に向けたケアシステムの構築がさまざまな次元でダイナミックに推進される。看護師には，円環的アプローチを通して，何度も何度も対象の希望，置かれた背景，セルフマネジメントできる力，そして，社会とのつながりに立ち返り，個別化した最善のケアという最終目標に向かって支援を推進し続ける実践が求められている。

3. 継続看護の「アウトカム」：帰結

継続看護のアウトカムとして，病気とともに生きる対象と家族の生活維持というテーマが導かれた。それは『対象・家族の新たな生活の再生』『系統的チームアプローチの実践』という大カテゴリが示す2つの方向性をもち，対象と家族の自律的な生活への問題解決と，専門職としての知識基盤やシステム化する組織の変化として表現された

1）『対象・家族の新たな生活の再生』

アウトカムは，対象自身の［症状の安定］［生活リズムの獲得］［ADL の維持・改善］という3つの小カテゴリで構成される【生活の安定】であり，次いで，対象と家族の双方が互いに自立するために［対象・家族の自立した生活行動が増える］［対象・家族が自分のやり方を見出せる］という変化が生じ，【対象・家族のセルフケア能力の向上】がみられる。さらに，地域社会で家族が暮らすことを実現するために，［対象・家族の相互理解］［対象・家族の主体性と自律性の獲得］［地域との関係性の再構築］によって，【家族とともに新たな社会関係の形成】が成し遂げられるという成果である。

2）『系統的チームアプローチの実践』

『系統的チームアプローチの実践』は，看護師が継続看護をリードすることによって生まれ，まさに対象・家族中心の生活維持のために看護師がかかわることを意味する。すなわち，『対象・家族の新たな生活の再生』に向かって伴走してかかわる関係者やケア提供体制を改善していくアプローチを示している。それは，属性の5つめの大カテゴリ『対象中心のケアを実現するための

チームアプローチ』を実践する試行錯誤のプロセスによって生み出される。単に対象・家族の直接的看護実践による問題解決だけではなく，対象・家族が主体的に自分の療養環境をつくり出していくと同時に，継続看護実践に導かれ，ケア提供体制にも変化を生む結果となる。

　継続看護実践の方法論は明確ではない。だからこそ，継続看護を問い直し，その実践を体験することが【アプローチ方法の明確化】となる。それは［個別性をふまえた継続看護］の重要性に気づき［タイミングの良い介入］によって得られる満足感が看護師を動機づけることから構成された。2つめの中カテゴリ【チームケア体制の構築】は，継続看護の実践によって［スタッフの役割意識の変化］が生じ，継続看護の必要性に導かれ，多職種との役割認識が変化し，連携協働への意識づけとなり，［協働的な連携体制］ができることから構成された。

4. まとめ

　本項で説明した先行要因・属性・帰結がどのように結びつくのかを説明する。

　病院中心の医療から地域・在宅医療への移行に伴い，療養の場となる受け皿は多様化した。対象の置かれた状況や背景，病状や生活上のニーズ，それぞれの希望，そして，目標達成に貢献するチームによって構成される療養の場は，社会の要請を受けて日々変化し続けている。受け皿の多様化は，そのような日々の変化をより幅広く許容し，自立した生活を望む対象やサポートする人びとが合意形成できる方向性を創造する支援につながる。しかしながら，多様化した受け皿（利用できる人的・物的な社会資源）は依然として十分に認知されていない。

　対象が利用できる施設・機関・資材，専門職の訪問，連携をとる行政機関，地域住民の存在は，対象の希望やニーズから独立したものではなく，小さな確認と調整（属性-円環的アプローチ）を通して徐々に結びつきが浮き彫りになるものである。多様化する受け皿（先行要因）が，CNMによって対象の希望やニーズに結びつく（属性）ことは，柔軟な療養の場に関する柔軟な検討や新たな社会関係の形成へとつながり，より継続的で安定した生活の再構築を可能とする（帰結）。

　「互助」「共助」といった考えが国民に普及するなかで，個々人のセルフマネジメントは「自助」「公助」だけに依存するあり方から変わりつつある。CNMは，「互助」「共助」へ参画する人びとと対象との結びつきを，小さな確認と調整（属性-円環的アプローチ）の連続をもって浮き彫りにし実動可能なものにする。また，専門職だけで構成されるチームではなく，遠方の家族や地域住民といった，医療先行型のモデルには含められなかった多彩なチームケア体制の構築を可能とする。また，CNMを通じて構築されるチームは，今後の合意形成可能な方向性の創出やチームのメンバーシップの育成の機会に何度も向き合う（属性-円環的アプローチ）。そして，家族機能の脆弱化や生活支援に向けたチームアプローチの不足（先行要因）といった課題とともに，対象の新たな強みやもてる力が明らかになり，対象の希望やニーズへ柔軟でシームレスな調整可能なチームケア体制へと洗練されることとなる（帰結）。

　以上のように，CNMの展開は，ケアニーズが複雑化・長期化し，地域をベースとしたケアシステムが未確立ななかであっても，対象の希望やニーズにかなったチームアプローチの不足を補い，対象の新たな生活の再構築と系統的なチームアプローチの実践をもたらす。その実践は，円環的アプローチと4つの大カテゴリに説明される，丁寧な確認と調整の連続である。また，4つ

の大カテゴリが軸となる円環的アプローチの大カテゴリのもとにさらに大きな円環的アプローチを描くことである。これらの大小さまざまな多元的な円環的アプローチがダイナミックに展開されることで，CNMは対象・家族・チームのそれぞれのレベルで病状の安定と自立に向けたセルフマネジメントを促進し，個別化した最善のケアという最終目標に向かって支援を推進し続けることができる。

先行要因・属性・帰結の関連を図に表すと，［図2-2］のようになる。また，それぞれに含まれるカテゴリの一覧を［表2-2］にまとめた。

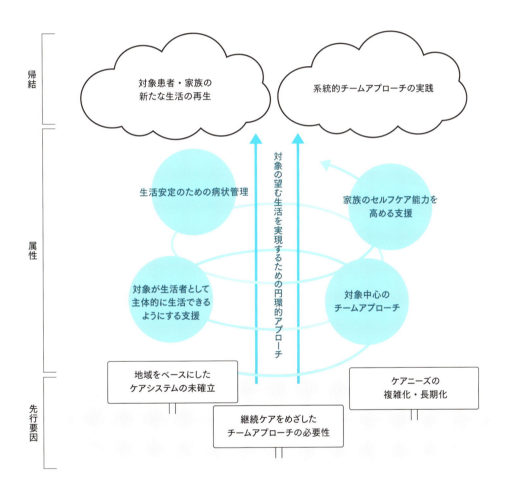

［図2-2］ 継続看護マネジメント（CNM）の概念図

[表2-2] 先行要因・属性・帰結に含まれるカテゴリの一覧

（先行要因のカテゴリ）

大カテゴリ	中カテゴリ
地域をベースにした ケアシステムの未確立	・病院中心医療の限界 ・地域・在宅医療の推進政策 ・地域医療の受け皿の多様化と認知不足
ケアニーズの複雑化・長期化	・長期的・複合的な健康課題を有する対象・家族の増加 ・家族機能の脆弱化 ・国民意識の変化
継続ケアをめざした チームアプローチの必要性	・病院中心の医療によるケアの分断 ・生活支援に向けたチームアプローチの不足

（属性のカテゴリ）

大カテゴリ	中カテゴリ
生活安定のための病状管理	・病状に合わせた基本的な生活ニーズの充足を考える ・生活の仕方に合わせた安全な医療処置の仕方を考える ・症状が安定するようコントロールする ・病状変化に応じたセルフマネジメント/自己管理方法ができるよう支援する
対象が生活者として主体的に 生活できるようにする支援	・今後の療養場所に対する対象の希望を確認する ・対象が自己の存在意義を確認できるよう支援する ・対象が自身の健康状態を認識し生活の変化を自覚できるよう支援する ・対象が社会とのつながりを認識できるよう支援する ・対象ができることをやってみようと思えるように支援する
家族のセルフケア能力を 高める支援	・家族成員の状況と背景を理解する ・対象の希望を家族が理解できるように支援する ・対象と家族が互いに役割を見出せるように支援する ・対象と家族が互いの考えを理解し，今後の方向性について合意形成できるよう支援する ・対象と家族の関係性をモニタリングし，互いに役割を見出せるよう支援する
対象中心のチームアプローチ	・目標達成に貢献するチームを編成する ・チームで方向性を明確にするための情報共有と合意形成の場をつくる ・生活ニーズとサービスをつなぐ方法を提案する ・チームのメンバーシップを育てる
対象の望む生活を実現 するための円環的アプローチ	・療養生活のサポートを必要とする人を特定する ・対象に信頼される存在となる ・対象の希望や大切にしていることを確認する ・自立した生活に向けて情報収集を行い，問題を明確化する ・変化に応じた継続的支援のためのモニタリングと評価をする

（帰結のカテゴリ）

大カテゴリ	中カテゴリ
対象・家族の新たな 生活の再生	・生活の安定 ・対象・家族のセルフケア能力の向上 ・家族とともに新たな社会関係の形成
系統的チーム アプローチの実践	・アプローチ方法の明確化 ・チームケア体制の構築

第3章

継続看護マネジメント
（CNM）の事例

この章では，これまで説明してきた継続看護マネジメント（CNM）を看護実践でどのように活用できるのか，保健師，病棟看護師，退院調整看護師や訪問看護師，外来看護師などが多様な療養の場をつなぎ，「その人の生きる」を支えるために行っているCNMを紹介する。

● 実践における継続看護マネジメントの考え方

継続看護マネジメント（CNM）は，継続という用語が示すように，まず時間軸で経過をとらえるということが主軸である。同時に，病気のステージが治療初期・急性期・慢性期・終末期と変化する特徴をとらえて，それらが日常生活自立度，症状の安定・不安定にどのように影響しているのか，今後どう変化していくのかを見据えてマネジメントすることである。また，自宅（地域）や病院など療養の場が変わっていく過程や，初期から終末までの病状変化と治療経過をとらえ，そのなかで生活はどう変化するのか，そして，その人と家族はどう生活したいのかにもとづいた医療やケアを，どのようなチームを構成して提供すればその人のケアシステムを構築できるのかを考えるのである。

CNMは，あらゆる臨床場面で必要な看護実践である。とくに入退院，外来，そして病状変化期に必要とされる。そして，ある期間までを想定して，その人がどう生きたいのか，その人の希望をその人を主語にした目標として表現し，展開していくのである。CNMでは，この目標表現が最も重要であると考えている。ともすると，「在宅に帰ることができる」など支援者側の目標を掲げたり，「訪問看護を導入し自己注射を継続できる」など療養の場の移行にともなうサービス調整内容を目標に掲げたりすることになるからである。これらも確かに我々の実践の目標には違いないが，実践の評価は，家に帰れることや訪問看護を導入することであろうか。その人が家に帰り，したいことができるようになったか，自分で自己注射の必要性を理解し食事との兼ね合いを考慮して自己注射できるようになったか，が目標ではないだろうか。すなわち，CNMは，その人の知識・行動・生活・健康状態がどのように変化したかで評価されるのであって，支援者が実践できたか否かではないのである。つまり，支援のゴールは「その人に何をもたらすことができたか」であり，それが実践の成果なのである。

● 事例展開の構成

この章の事例にはそれぞれテーマがあり，そのテーマは，どのような意向に沿ったマネジメントがなされた事例であるかを表現している。

事例展開の冒頭では，「この事例のポイント」「○さんの情報」「○さんのこれまでの生活」と題して概要が述べられる。続いて「CNMの実際」が，CNMの焦点ごとに述べられる。**CNMの焦点とは，〈現在の状況にもとづいて今後どうなっていくのかを予測し，CNMが必要となったと判断する時点に示す，対象の価値観・生活史を尊重した対象の目標〉である。**この焦点（目標）を設定する根拠となった情報とアセスメント，行った看護実践，その結果生じたこと，すなわち看護実践の思考過程が書かれている。これらを一覧表にまとめたものが「CNMの展開」[**図3-1**]である。次に「CNMによる変化」が示され，CNMによってその人を中心としたケアシステムがどう変化したのか，関係者の関係図が描かれている。最後に事例の全体像として「○さんのトラジェクトリ」[**図3-2**]が示され，「この事例のまとめ」として要約されている。

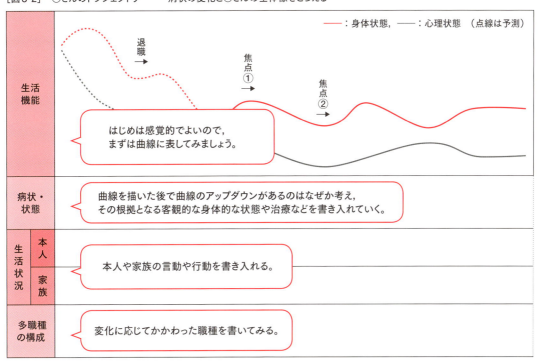

[図3-1] CNMの展開

[図3-2] ○さんのトラジェクトリ ——病状の変化と○さんの全体像をとらえる

※吹き出しは，表作成時の書き方，留意点を記しています。

　これらの事例展開のステップは，CNMの基礎編や実践編（第4章を参照）のセミナーで用いたワークシートである。とくに実践編のプログラムで活用すると効果的であると考えている。このように事例をまとめることで，行った看護実践を振り返り，自分が何を考えてその人にかかわったのかを意識化し，その人の経過のなかでもっとも重要なかかわりは何だったのか，なぜ，そう考えたのか，その実践の根拠となった現象は何か，何を予測し予防的にかかわったのか，を示すことにつながる。

　これらの図表はCNM実践のサマリーでもあり，CNMを示す有効なツールであると考えている。そのため，ひとりで事例を振り返ることに有効であるばかりではなく，多職種でかかわった事例を振り返るときにも活用できるので，事例検討会やカンファレンスなどで使用してみてほしい。

　では，関心をもった事例から読み進めてください。"その人の生きるを支える"継続看護マネジメント（CNM）から読み解くその人の人生の物語を感じることができると思います。

| 事例

慢性疾患とともに生きる一人暮らし高齢者への支援

1 家で暮らしたいと願うAさんへのCNM

多職種と家族が協働した病状管理により，Aさんの望む生活を叶えた事例

この事例のポイント

　この事例にみられるCNMは，「転倒」というアクシデントをきっかけに地域の暮らしのなかから見出され，掘り起こされた支援ニーズから出発した。

　転倒は危険であるという理由から入院や施設入所によってリスクを回避するのではなく，あくまで「家で生活していきたい」という希望を支持し，生活を持続することが，その人のもっている力を引き出し，セルフケア能力の維持や自尊心を保ち，生活意欲を高めることになる。病状管理についても同様である。服薬できていないことと症状との兼ね合いを考慮したうえで，服薬できない原因をその人の暮らし方から見つけ出し，その人ができる服薬方法をともに検討し，少しずつ服薬できるようになるよう，ともに歩んでいくことが重要である。

　本事例では，看護師資格をもつケアマネジャーによるCNMを紹介する。CNMの焦点は，①低血糖を起こす原因を理解し服薬管理ができ，症状が安定することで「家で生活したい」という希望がつながる，②Aさんと家族は，助けが必要なときに近所の人や支援者に助けを求めることができる，である。

〈Aさんの情報〉

- Aさん（男性，77歳），一人暮らし
- 主疾患：高血圧と糖尿病
- 漁師をしていた（いまは引退）。
- 「魚と酒が生きがい」とよく話していた。
- Aさんが76歳の時，がんで妻を亡くす。妻が他界した後，家に閉じこもるようになり，気力・体力が低下していった。
- 二人の娘が同市内に住んでいる。
- 頑固な性格であるが，漁師仲間をとても大切にするところがある。

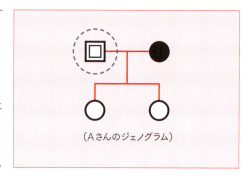

（Aさんのジェノグラム）

〈Aさんのこれまでの生活〉

　Aさんは，55歳頃に指摘された高血圧を放置していた。診察を勧められても，「自分のからだのことは自分がいちばんよく知っている」と言っていた。65歳の時，頭痛があったため家で血圧測定したところ190/110mmHgであり，妻の強い勧めで近医を受診した。この時，糖尿病であることもわかり，降圧薬とスルホニル尿素（SU）薬を内服する生活が始まった。以後，飲酒は控えめになり，食生活にも気をつけ，薬もしっかりと内服していた。

　75歳の時，妻のがんが再発した。これをきっかけに漁師を引退し，妻の看病に付きっきりとなった。妻のがんは進行し，最期を自宅で看取った（この時，Aさん76歳，妻78歳）。妻の他界後，Aさんは家に閉じこもりがちになり，徐々に気力と体力が低下していった。

　ある日，Aさんが近所のスーパーに自転車で買い物に出かけた際，低血糖のためふらついて転倒し，近所の人が助けたことがあった。これを契機に民生委員や近隣の人は，AさんにX訪問看護ステーションに相談をもちかけるよう声をかけた。X訪問看護ステーションに併設している居宅介護支援事業所の看護師ケアマネジャーは，すぐに初回インテークが必要と判断し調整した。二人の娘に同席してもらい，翌日に初回面接を行った。

事例1　家で暮らしたいと願うAさんへのCNM

■ CNMの実際

焦点 ① ▶ 低血糖を起こす原因を理解し服薬管理ができ，症状が安定することで「家で生活したい」という希望がつながる。

●対象の望む生活を実現するための円環的アプローチ

〈情報を収集し，問題を明確にする〉

　（初回面接）Aさんの意向は，「妻がいなくなって一人で家にいると，どうしても先のことを暗く考えてしまうが，自分の家がいちばん。娘には迷惑かけたくないが，自分でできるうちは，この家で生活したい。ヘルパーさんや看護師さんに来てもらえると助かる。デイサービスは風呂に入れるなら行ってもいい」。娘の意向は，「お父さんが家で生活したいと言うので，私たちもそれをサポートしていきたい」。市内に住む次女が週に2回は買い物やおかずを持って様子を見に来ており，長女は週末に様子を見に来て，掃除・洗濯をしているとのこと。娘たちは，「お母がいる頃は食事もしっかり食べて薬も飲んでいたけど，一人ではそれが難しいみたいで・・・。なるべく外に出て，身体を動かして，人とも接してほしい」と話している。

　初回訪問時の血圧は高めで，Aさんは「薬は時々忘れる」との自覚があった。認知症はなく，年相応の物忘れである。最近は，高血糖や低血糖の症状はないとのことである。**症状安定に向けて確実な服薬が必要であるため，服薬支援のために訪問看護と訪問介護を利用し，入浴や食事の支援，他者との交流を目的に，訪問介護とデイサービスを提案することとした。**すぐに居宅サービス計画書原案を作成，初回のサービス担当者会議を開催し，サービス提供を開始した。

●生活安定のための病状管理

〈ケアチームで協働して服薬管理をする〉

　血圧や血糖値が安定することが在宅生活継続のためにまず優先される。Aさん自身で確実に内服できるよう，訪問看護師が服薬カレンダーを用いて，Aさんと一緒に薬の効果や必要性を確認しながら朝分と夕分に分け，カレンダーのポケットに整理することから始めた。内服後の薬袋は食卓テーブルの下の小さなゴミ箱に捨てるようにした。服薬カレンダーとゴミ箱を，訪問看護，訪問介護，娘の訪問時に確認することにした。また，デイサービスへの持参を忘れないように，訪問介護で持参物の確認をした。Aさんの尊厳を守るため，支援者とAさんが一緒に1つひとつ確認した。また，孤立感解消のためにも，Aさんとの会話を大切にし，内服忘れがあっても落ち込むことがないよう，否定したり批判したりしないことを支援者間で統一した。

●家族のセルフケア能力を高める支援

〈娘たちによる介護を尊重し，後方支援に徹する〉

　以前から娘二人は協力的にAさんをサポートしてきた。娘二人といつでも連絡がとれるように，Aさんの部屋の壁には，大きな文字で書かれた電話番号が貼ってあった。長女は結婚し子どももいるが，週末の帰省に対して家族は応援してくれているという。しかし，今後何か困ったことが起これば，ショートステイを利用できることを情報提供した。

〈Aさんと家族の意向を再度確認する〉

　介護保険の申請から3週間後に要介護3と認定された。看護師ケアマネジャーは第2回のサービス担当者会議をAさん宅で開催し，Aさん，娘の意向を再度確認した。訪問看護，訪問介護，デイサービス，長女，次女の誰かが毎日Aさん宅を訪問し，状態と服薬状況を確認できるプランを組んだ。デイサービスを週2回にしてはどうかと提案すると，Aさんは「週1回でいい。知らない人と一緒にいても楽しくない」との意向であった。週1

回でも継続することが大切であるため，週1回の短時間利用を継続していくことにした。夜は，次女と長女が交互に，様子を確認するために電話しており，それを継続してもらった。サービス提供開始時のケアプランの概要を次表に示す。

（ケアプラン）

	月	火	水	木	金	土	日
介護保険サービス	訪問看護	訪問介護	通所介護	訪問看護	訪問介護		
家族の支援	夕方に次女が訪問					長女の訪問（土日のどちらかの1日）	

〈モニタリングし，ケアを微調整する〉

　内服薬の飲み忘れがあるため，医師と相談のうえ，食後の内服薬を一包化する。Aさんの意向でデイサービスを週1回からスタートしたことが幸いし，無理なく継続できている。Aさんは，「週1回でちょうどよい」と話し，このまま週1回を継続することにした。しかし，長女の義父が胃がんで入院することとなり，2週間はAさんの様子を見に来れないとのこと。ショートステイの利用を勧めたが，次女が，週末も様子を見に来ることになった。

焦点②　Aさんと家族は，助けが必要なときに近所の人や支援者に援助を求めることができる。

●対象中心のチームアプローチ

〈家族や近所の人，多職種から気軽に相談してもらえるような関係づくりをする〉

　Aさんの妻の死後，娘二人は，入居施設を利用するのがよいのではないかと考えていたが，Aさんの「家で生活したい」という希望を支持し，それぞれの家庭生活を送りながらAさんを支援してきた。しかし，娘二人にはそれぞれの家庭があり，家族の生活の変化や健康問題も生じてくる。これまで積極的にAさんをサポートしてきた娘であっても，いまの家族の生活を守る必要があり，Aさんの介護との葛藤が生じることは否めない。生活とは不安定なものである。いまが安定していても，**Aさんと娘たちの生活を含めて，将来起こりうることを予測し，必要な情報提供，資源活用を準備しておくことが必要である。**しばらくすると，長女は毎週末の帰省に疲れを感じ，Aさんのショートステイ利用が開始された。これは，家族の自立した意思決定と選択であり，家族のセルフケア能力の向上ととらえることができる。**どの家族員も，それぞれの生活を無理なく送ることが，在宅生活継続には欠かせない。**

　内服方法の変更後，Aさんの内服忘れは減少した。それでも時々忘れることはあったが，その都度訪問介護から訪問看護師に連絡が入り，適切な服薬支援ができたことで症状が安定してきた。サービス開始時は病状観察のため訪問看護を週2回としていたが，症状も落ち着いてきたため，週1回に変更した。

〈一人ひとりのケースを通して，地域に根ざした事業所づくりをする〉

　X訪問看護ステーション・居宅介護支援事業所は，人口10万人で高齢化率23％のZ市内にあり，とくにステーション周囲は高齢者が多い地域であった。昔からその地域に住んでいる人が多く，皆が顔なじみであるため近所付き合いも活発で，一人暮らしのAさんを見守る雰囲気があった。X訪問看護ステーションは，そのような地域における「まちの保健室」「地域に開かれたステーション」となることが経営理念であった。X訪問看護ステーション・居宅介護支援事業所は，**日頃から地域の人と接点をもち，気軽に相談にのることを心がけ，さらにAさんのようなケースを通して，地域の人や主治医，地域包括支援センターなどとの接点を広げている。**システムづくりとは，ケースを通して地域の人や資源がつながり合い，住民一人ひとりが安心して生活できる環境を整えていくことではないだろうか。地域の人を含めて，皆でケアをし合うといった，ご近所型見守りシステムの確立を目指している。

■ CNMの展開

CNMの焦点	根拠	実践	結果
焦点① 低血糖を起こす原因を理解し服薬管理ができ，症状が安定することで「家で生活したい」という希望がつながる。	・生活機能が低下しているAさんへの支援を迅速に開始する必要がある。 ・Aさんの意思を尊重する必要がある。 ・在宅生活を安定させるためには，まず病状管理が優先される。 ・Aさんをサポートしている娘二人の力を高める必要がある。	●対象の望む生活を実現するための円環的アプローチ ・円環的アプローチを迅速に開始する。 ・主体的な生活が維持できるようにモニタリングし，ケアを微調整していく。 ●生活安定のための病状管理 ・ケアチームで協働して服薬管理をする。 ●家族のセルフケア能力を高める支援 ・協力して介護している娘二人のやり方を尊重し，後方支援に徹する。 ・それぞれの健康やライフイベントも視野に入れる。	・「家で生活したい」という希望が叶っている。 ・低血糖の原因を理解し服薬管理ができた。 ・症状が安定した。 ・Aさんのもてる能力にあった生活が継続できている。 ・娘二人はそれぞれの生活を大切にしながら，Aさんのサポートができている。 ・チームアプローチができた。
焦点② Aさんと家族は，助けが必要なときに近所の人や支援者に援助を求めることができる。	・Aさんは独居で高齢であるため，家族を含め，支援者や地域全体で支え合うサポート体制が必要である。	●対象中心のチームアプローチ ・家族や地域の人，多職種から気軽に相談してもらえるような関係づくりをする。 ・一人ひとりのケースを通して，地域に根ざした事業所づくりをする。	・Aさんと家族は意思を表出できている。 ・家族は必要なときに支援を求めることができている。 ・ご近所型見守りシステムの確立を目指している。

■ CNMによる変化

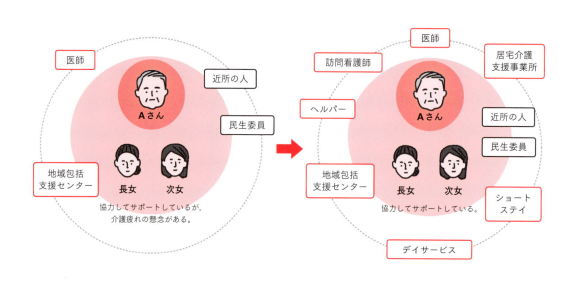

[Ａさんのトラジェクトリ ——病状の変化とＡさんの全体像をとらえる]

―― ：身体状態

焦点① 焦点②

病状・状態		高血圧を指摘されるも放置している。	治療開始後は内服を守り，病状が安定していた。	妻の死後，内服忘れが多くなり，病状が不安定になっている。	チームアプローチにより，病状が安定している。
生活状況	**本人**	漁師としての仕事に誇りをもち，仕事に打ち込んでいた。	漁師をやめ，妻を看病し，看取った。	妻の他界後は，家に閉じこもりがちになる。	「家で暮らしたい」「サービスを利用しながら自立した生活を過ごしたい」という思いが叶っている。
	家族	Ａさんと妻は仲が良く，散歩や買い物にも出かけていた。	娘二人は同市内に住み，次女は平日夕方，長女は週末に様子を見に来ていた。	娘の協力 →	長女の義父が胃がんで入院した。長女に介護疲れがみえた。
多職種の構成		近所の人，民生委員	居宅介護支援事業所 →	医師，訪問看護，訪問介護，デイサービス	ショートステイ

第3章 継続看護マネジメント（ＣＮＭ）の事例

・ **この事例のまとめ** ・

　この事例では，高齢で複数の疾患があるうえ，気力・体力が低下している状態で支援ニーズが発見された。施設入所などでリスクを回避する方法もあったが，本人の「家で生活したい」という思いを尊重し，多職種で協働し支援することで，その思いを叶えることができた。一人の事例を通して専門職がつながり，また，そのつながりで他の事例の支援がスムーズにいく・・・　そのような支援のつながりが広がっていくことが，地域包括ケアといえるのではないだろうか。さらに，この事例でみられる地域で見守り合うシステムは，地域のなかに埋もれがちなニーズを早期に発見でき，また，自分が見守られる側になっても，安心して地域にいることができる。そのような地域づくりもまた，地域包括ケアには必要である。

▶事例

心疾患をもつ人への支援

2 入院をしたくないと願うBさんへのCNM

診療所外来看護師のCNMにより，入院せずに病状管理をしている事例

この事例のポイント

　慢性疾患患者はその日常生活に支障がなければ，医療との接点は診療所や病院外来のみになることが少なくない。この事例では，診療所外来看護師の役割に着目してほしい。外来看護は膨大な業務に忙殺される状況ではあるが，病をもち地域で生活している人びとに定期的にかかわれる要として重要な役割をもつ。長期的で複合的な健康ニーズをもつ慢性疾患患者が増加するなかで，地域医療を支える看護職として，診療所や病院の外来看護師と訪問看護師の連携・協働をよりいっそう強化・拡大する必要があると考える。

　この事例では，対象と顔なじみの診療所の看護師が，状態変化を早期に発見しCNMを展開していった。事例の焦点としては，①入院はしたくないが，呼吸苦の症状は改善したい，②心不全がより悪化しないように生活管理をすることができる，③今後，心不全とどのように付き合っていくか考えることができる，の3点があげられる。

〈Bさんの情報〉

- Bさん（男性，62歳）
- 主疾患：陳旧性心筋梗塞，慢性心不全（NYHA Ⅱ度），高血圧，高脂血症
- 元機械工で，現在は無職である。
- 妻と二人暮らしをしている。
- 日常生活自立度は自立，介護保険は申請していない。

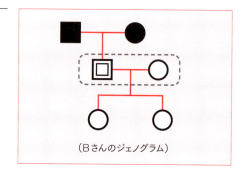

（Bさんのジェノグラム）

〈Bさんのこれまでの生活〉

　Bさんは，40歳代から高脂血症と高血圧を指摘されていたが，そのまま放置していた。56歳の時，仕事中に心筋梗塞の発作を起こし救急車で病院に運ばれ，経皮的冠動脈形成術とステント留置を行った。退院後は復職していたが，58歳で早期退職となった。入院中に禁煙・節酒・食事に関する退院指導を受けていたが，煙草は完全にはやめられず，食事にもあまり気を使わない生活を続けていた。これまで心機能低下や検査で5,6回入院している。現在は，近所の診療所の受診による継続治療となり，内服と定期受診で療養中である。

　家族は妻と娘二人であるが，娘はどちらも結婚・独立して同じ市内に住んでおり，いまはパートをしている妻との二人暮らしである。性格は外交的であるが，短気で亭主関白である。妻はBさんの体調を気にかけているが，Bさんは「自分のからだのことは自分がいちばんわかっている」と，あまり聞く耳をもたず，自分の好きなように生活している。これまで，主治医から再三にわたり生活習慣の改善を勧められていたが，変化はない。外出には自家用車を使用している。

■ CNMの実際

焦点 ① 　　入院はしたくないが，呼吸苦の症状は改善したい。

●生活安定のための病状管理

〈病状が安定するようコントロールし，外来での医療処置を行う〉

　診療所の外来看護師は，定期受診しているBさんについて，再入院の既往を含めたこれまでの経過と退院時サマリーからの情報，Bさんとの会話から再発作の可能性と心不全の増悪を予測していた。Bさんの生活習慣の改善に対して外来看護師も支援の方法を検討していたが，健康管理や生活習慣の話になると，「自分のからだは自分がいちばんわかっている」と，話をさえぎってしまう。外来看護師は，Bさんの性格やこれまでの行動を考えると，どのようにアプローチすればよいのか苦慮していた。また，現在の診療体制では，Bさんと時間をとって話すことがなかなか難しい状況でもあった。

　先日，外来看護師が待合室にいるBさんを見かけた際に，前回受診した時と様子が違う気がした。気になって声をかけてみると元気がなく，呼吸も少しきつそうである。本人に尋ねても大丈夫との返事で，疼痛や気分不良，発汗などの症状もなかったが，先に診察室に入室してもらい，主治医へも報告した。バイタルサイン，SpO$_2$，心電図を測定した。血圧は136/82㎜Hg，脈拍88/分，SpO$_2$94％，心電図の著明な異常（異常Q波はあるがSTの上昇なし）はみられなかった。ただし，下肢の浮腫があり，体重も2週間前の受診時より3kg増加し，肺雑音が聴取された。検査と診察の結果，心胸比の増加（CTR60％）と左室収縮機能の低下（EF34％），BNP1,080pg/mgで心不全が増悪していることがわかった。

　主治医から，現在の心臓の状態から入院治療が提案されたが，Bさんは「入院したくない。このままどうにかしてほしい」と話している。

●対象中心のチームアプローチ

〈訪問看護と連携する〉

　本人の強い希望を受け，主治医よりBさんに，内服治療を続けること，安静を保ち，水分は1,000mL以下に制限をすること，絶対に禁煙禁酒すること，少しでも状態が悪くなり病状が改善しなければ入院することが提案され，Bさんは承諾した。しかし，主治医と外来看護師で話し合い，いまのBさんの状態では次回の診察までに状態が悪化する可能性も強いため，診療所と連携している訪問看護ステーションから訪問してもらってはどうかということになった。外来看護師は，早速，その訪問看護ステーション管理者に連絡してBさんの状況を説明し，訪問が可能か打診したところ，訪問可能との回答があった。そこで，Bさんの妻が診療所まで迎えに来ることになっていたので，妻が来院した際に訪問看護を提案することとなった。

　診察後，処置室で外来看護師が点滴と酸素吸入を実施する際に話を聞くと，Bさんは「入院するとお金がかかるので入院したくない。病院の食事は好きではないし，じっとしていなきゃいけない。家にいても何もしていないんだから一緒だと思う。どうせ死ぬんだったら我慢して生きたくない。好きなものを食べて好きなように生きて家で死にたい。このあいだ入院した時に同じ部屋の同じような心臓の病気で仲良くなった人が半年ぐらいして突然死んだ。何度入院しても治るわけではない。薬はちゃんと飲んでるのに何で悪くなるんだろうね」と話した。

　その後，妻が来院し，Bさんと妻に訪問看護の利用を提案したところ，「訪問看護の利用などは思いもつかなかった。寝たきりの人が使うものだと思っていた」とのことであった。Bさん自身は乗り気ではなかったが，妻は「看護師さんにみてもらったほうが安心。お金は大丈夫」とのことであった。そこで，妻から訪問看護ステーションに連絡をとってもらったところ，翌日に初回訪問となり，週3回の訪問看護が予定された。また，病状管理しやすいように，診療所の受診を週1回にして症状や心機能を評価し，在宅生活が続けられるように治療・支援していくこ

とになった。

　Bさんを待つ間，妻は「水分とか塩分とか，いろいろと気をつけなきゃいけないことはわかっていますが，言うとすぐに怒るので好きにさせてます。お酒もたばこもやめられないんです。私が言っても無駄なんです。先生や看護師さんから言って聞かせてください」と話した。妻は，Bさんと一緒に栄養指導や生活指導も受けているが，せっかく作った減塩食もおいしくないと言って食べないことが続き，とくに最近はパートと娘の出産の世話があって忙しかったため，あまりBさんに気をつかっていないとのことであった。しかし，味噌汁は朝だけにしたり，野菜料理を多くしたりするなど，忙しいなかでも食事には気を配っているようであった。

〈訪問看護師と協働し，生活ニーズを充足するための病状管理を行う〉

　翌日，初回訪問した訪問看護師から主治医と外来看護師にBさんの状態に関する情報提供があり，呼吸困難や浮腫が改善傾向にあることがわかった。訪問看護師が日常生活について話を聞いたところ，塩分制限についてあまり理解できていないことが判明した。奥さんが仕事に出ている日中に，大好物のインスタントラーメンを作って食べたり，塩昆布や明太子を食べたりしていたので，今週はパンフレットを用いて，塩分の高いメニューを具体的に提示して控えるように提案するなど，減塩に向けて継続した食事指導が必要であることがわかった。今後は，診療所からBさんに渡した症状のセルフモニタリング用のレコーディングノートを活用して，体重，血圧，浮腫の有無，内服の状況，禁煙と飲酒状態，食事内容を記録していくことになった。

　その結果，1週間後の診察ではBNP483pg/mgとなり，さらに3週間後にはBNP186pg/mgに改善，浮腫や呼吸困難もなくなった。

焦点 ②　　心不全がより悪化しないように生活管理をすることができる。

●対象が生活者として主体的に生活できるようにする支援

〈Bさんが自分自身の健康状態を認識し，生活の変化を自覚できるよう支援する〉

　2カ月が経ち，現在は2週間に1回の外来受診と週1回の訪問看護を利用し，慢性心不全の悪化を防ぎながら在宅生活が継続している。訪問看護では身体状況の観察と日常生活への助言が継続されているが，以前の入院中に仲良くなった患者が半年後に突然亡くなった経験から突然死の恐怖を抱えていることや，心不全で復職できなかった苦悩などについて，それまで吐露できなかった心情を訪問看護師に語っており，精神的な支援にもなっている。

　今回，自分自身が努力して生活習慣を改善したことで症状が良くなり，入院の必要がなくなったことは，Bさんにとって大きな成功体験となったようである。これまで自分の生活習慣が慢性心不全に影響することをあまり認識できていなかったようであるが，この経験を得たことでしっかりと自覚できたようであった。セルフモニタリング用のレコーディングノートも渡された既成のものだと書きにくいとのことで，自分で手書きのノートを作成して項目ごとに細かく記載している。薬は正確に内服している。食事についてはもともと塩辛いものが好きで減塩食はおいしくないとのことであるが，好物であるラーメンや寿司，丼物などをなるべく控えているとのことであった。

　喫煙のリスクは以前より理解しており，何度か禁煙を試みたが失敗したとのことであった。今回は完全に禁煙することを望んでいるため，禁煙補助剤を使用して取り組み，現在も禁煙は続いている。

焦点 ③ ▷ 今後，心不全とどのように付き合っていくか考えることができる。

●対象が生活者として主体的に生活できるようにする支援

〈Bさんと家族が慢性心不全とともに生活する可能性を高める〉

　先日，娘から孫の保育所の送り迎えと子守りを頼まれたことをきっかけに，Bさんが孫の世話を引き受けることになった。診療所受診の際，外来看護師に「最近流行のイクジイ（育児をするお爺さん）になる」とうれしそうに宣言していた。また，「孫の送り迎えに車の運転をしないといけないし，孫が大きくなるまでもう少し頑張ろう」との言葉も聞かれた。孫の世話という新しい役割の獲得は，これからのBさんの暮らしに張り合いができ，これまでの生活を見直す大きな動機になったようである。

　妻は「訪問看護師さんに話を聞いてもらってありがたい。いままであきらめていたけど，本人もやる気になっているし，今後もいろいろと相談させてもらいながらできることはしていきたい」と話している。妻はBさんが禁煙していることを喜び，栄養教室で教わった減塩食の作り方をもとに食事を工夫しているとのことであった。訪問看護師がBさん夫婦の思いや，今後どうしていきたいかなど，日頃あまり言葉にしない気持ちを引き出したり，双方の思いを受け止めたりしながらかかわることで，Bさんと妻との相互理解を深めているようである。

　今後もBさんの心不全が悪化せずに現在の生活が継続できるよう，診療所と訪問看護師が連携して，セルフモニタリングを支援していくこととなった。また，来月より診療所で開催する生活習慣改善，運動・食事療法などを包括的に行う心臓リハビリテーションプログラムに参加することになっている。

　今回のBさんの事例から，セルフマネジメントがうまくいかない対象には，訪問看護の導入や協働が療養生活支援に有効ではないかという認識が診療所のスタッフの間で広がっており，他の対象への提案も検討されつつある。

■ CNMの展開

CNMの焦点	根拠	実践	結果
焦点① 入院はしたくないが，呼吸苦の症状は改善したい。	・Bさん「入院したくない」 ・継続的な治療が必要であるが，生活習慣の改善ができず再入院を繰り返し，慢性心不全が進行している状態である。 ・生活支援に向けたチームアプローチが不足している。	●生活安定のための病状管理 ・病状が安定するようコントロールし，外来での医療処置を行う。 ●対象中心のチームアプローチ ・在宅療養で病状が改善するよう，診療所と訪問看護が連携する。	・病状が安定する。 ・タイミングの良い介入と個別性をふまえた看看連携のもと，診療所と訪問看護によるチームアプローチの実践ができた。
焦点② 心不全がより悪化しないように生活管理をすることができる。	・慢性心不全を抱えストレスを抱えた状態である。	●対象が生活者として主体的に生活できるように支援する ・Bさんが自分自身の健康状態を認識し，生活の変化を自覚できるよう支援する。	・セルフモニタリングができるようになり，セルフケア能力が向上した。
焦点③ 今後，心不全とどのように付き合っていくか考えることができる。	・長期的な病状管理を行う必要がある。	●対象が生活者として主体的に生活できるようにする支援 ・Bさんと家族が慢性心不全とともに生活する可能性を高める。	・孫の世話という新たな生きがいを見つけ，これからの生活に自分の役割を得ることができた。 ・Bさんと妻との相互理解が図れた。 ・包括的心臓リハへの参加を決め，行動変容がみられる。

第3章 継続看護マネジメント（CNM）の事例

■ CNMによる変化

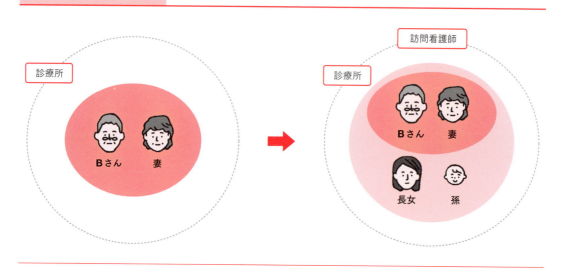

[Bさんのトラジェクトリ ——病状の変化とBさんの全体像をとらえる]

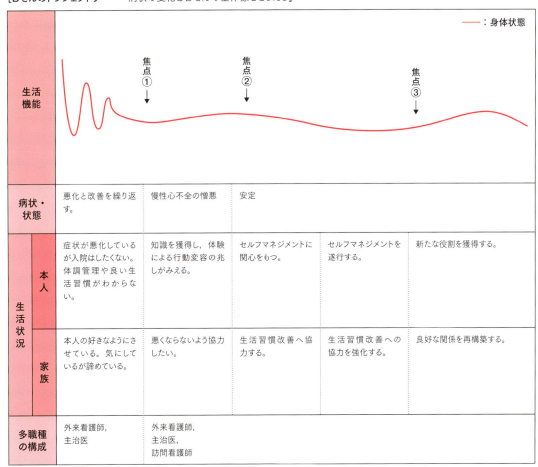

この事例のまとめ

　生活習慣病などで慢性疾患になり，長期的な継続医療を必要とする人は年々増加している。本人と家族が病状を悪化させず病気とうまく付き合っていくためには，セルフマネジメントへの支援が重要となる。とくに治療が内服のみで医療的ケアなどが必要でない慢性疾患患者の場合，医療との接点は主治医と外来看護師となる。外来看護師には，診療を補助する役割だけではなく，予防医学の視点をもち，外来看護の対象がヘルスリテラシーを獲得しセルフケア能力を向上することを支援する役割があると考える。今後の社会的ニーズに応えられるよう，プライマリ・ケアにおける看護師の役割を再検討していくことが重要である。

▶事例　認知機能障害のある人への支援

3 「パークゴルフがしたい」と願うCさんへのCNM

本人・家族，医療者で治療やケアの方向性について目標を共有しながら進んだ事例

この事例のポイント

この事例のCさんは認知機能障害にせん妄が加わり，本人の意思確認が難しい状況であった。本人はどうしたいのか・・・ Cさんの願いについて家族や多職種と話し合いながら意向に添った治療とケアを行った。せん妄状態を改善した後，Cさんは自身の意思を表出するようになった。さらに，家族とともにCさんの価値観をふまえた意思決定をできたことで，数時間を自宅で過ごすことができた。

〈Cさんの情報〉

- Cさん（男性，84歳）
- 主疾患：肝硬変
- 65才　アルコール依存症，慢性膵炎，アルコール性肝炎
  83才　血管性認知症（軽度のもの忘れはあったが日常生活は自立していた。要介護1）
- 入院前は自宅で妻と二人暮らしであった。キーパーソンである長女は，夫婦で近隣に住んでいる。

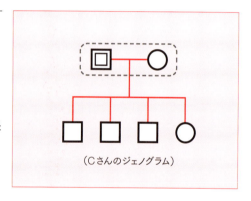

（Cさんのジェノグラム）

〈Cさんのこれまでの生活〉

Cさんは会社勤めで，妻と子ども4人（長男・次男・三男・長女）を養ってきた。65歳まで働き，定年退職後は酒量が増え，アルコール依存症，慢性膵炎，アルコール性肝炎を発症し，入退院を繰り返していた。80歳の時，かかりつけ医から断酒を勧められ，専門医療機関に入院し断酒に成功した。その後は，週1回妻と一緒にパークゴルフへ行くことを習慣にするなど活動的な生活をしていた。

肝硬変が進行，摂食嚥下機能が低下し，入院1カ月前から水分でむせることも多くなった。食事摂取量が低下するにつれて痩せ細り，体動困難となり救急車でA病院に入院となった。

事例3 「パークゴルフがしたい」と願うCさんへのCNM

■ CNMの実際

焦点① せん妄状態が改善し，Cさんが意思表明できる。

●対象中心のチームアプローチ

〈Cさんの苦痛を緩和し，快適な生活を送れるようチームでアプローチする〉

　入院・治療による環境の変化，日常生活動作能力の低下，病状の悪化などにより，医療者が近づくと興奮状態になる様子がみられた。せん妄を発症していると判断され，ベッドから転落する危険性があったため，安全確保の目的で切迫性・非代替性・一時性の観点からやむをえず身体拘束が開始された。看護チームは，せん妄発症時のケア（①かかわる前には挨拶，自己紹介，何をしに来たのかを説明する。②興奮状態のときには制止せず危険行動がないように見守る。③リアリティ・オリエンテーションを実施する。④苦痛や不快があれば除去する方法を検討する）を実践しながら，毎日，身体拘束の解除に向けたカンファレンスを行った。

　入院生活のなかでCさんのせん妄につながるストレスとなっていることは，摂食嚥下機能の低下により食べたいものが食べられないこと，思うように動けないことではないかと，妻・長女と話をした。そこで，食べたいものを少しでも食べられるように言語聴覚士に嚥下機能の評価を依頼し，その後，Cさんが誤嚥しないで摂取できる嚥下調整食について栄養士と相談したうえで食事を提供した。また，生活機能の維持・回復に向けてベッド上でできる運動を理学療法士に相談し，日常生活に取り入れ実施した。

　その結果，せん妄状態は徐々に改善し，穏やかに過ごせる時間が増えた。摂食嚥下機能の回復は難しかったが，嚥下調整食は誤嚥することなく各食8割程度摂取できるようになり，好物のプリンやゼリーを食べて笑顔がみられることもあった。倦怠感が少ないときには，ベッドから起き上がり車椅子に乗車して散歩に行くことができた。身体拘束を完全に解除することはできなかったが，看護師の訪室時，家族の面会時には解除した。

●生活安定のための病状管理

〈Cさんが意思表明できるための支援〉

　Cさんは入院後，認知機能の低下にせん妄状態が加わり，自分の意思を他者に伝えられない状況となっていた。そこで，せん妄状態の改善に努めるとともに，興奮状態となっているときは苦痛や不快の表現ととらえ，身体状況をアセスメントし，医師と連携しながら苦痛の緩和に努めた。

　面会に来た家族に，入院前のCさんはどのように暮らしていたのかを尋ね，病院でもCさんらしく生活できるような環境を家族とともに考え整備した。家族が「父はアウトドア好きなので，ずっとベッドにいるのはつらいと思う」と話していたことから，車椅子での散歩を日課として取り入れ，体調をみながら実施した。

　せん妄状態が改善した後には，「ゼリーが食べたい」「トイレに行きたい」「家に帰りたい」「パークゴルフがしたい」など，自分の意思を言葉で表明することができるようになった。

第3章　継続看護マネジメント（CNM）の事例

| 焦点 ② | 家族（妻，長女）が現状を理解し，Cさんにとって最善の治療やケアを選択することができる。 |

●対象が生活者として主体的に生活できるようにする支援

〈家族の現状理解を促し，Cさんの意思に沿った選択ができるための支援〉

　入院時，Cさん，妻，長女ともに自宅への退院を希望していたため，社会福祉士と退院後の社会資源の導入などを相談できるよう調整した。他の家族への連絡について確認すると，長女が他の家族の意見を取りまとめるということであった。また，Cさんが一人でトイレに行けるようになれば介護できるという妻・長女の思いを多職種チームで共有し，生活機能を回復するための支援を実践した。

　入院当初は，妻と長女はほぼ毎日面会に来ていたが，Cさんがせん妄状態となり，「酒を持って来い」「もう帰るのか」と怒りだすことが多くなってから，「Cさんに会うのが怖い」と言ってあまり面会に来なくなった。**妻と長女には，病状が悪いためにせん妄状態になっていること，せん妄状態は一時的なものであることを説明した。**妻と長女はせん妄状態について理解したが，怖いという気持ちは続いていたため，面会時には看護師も同席しCさんが穏やかに家族と面会できるように支援した。

　その後，胆のう炎，菌血症に罹患し，医師から家族に急変の可能性があることが説明された。家族は，「高齢だし覚悟はしています」と話し，受け入れはできている様子であった。医師は治療を続けることを家族に勧めていた。家族は「長生きしてほしいけど，つらいことはしたくない」と話し，Cさん本人は現状についての理解が不十分であったが，変わらず「パークゴルフがしたい」と話していた。**Cさんが自分らしく生活するためには，多職種チームでCさんと家族の思いを共有し治療とケアについて検討する必要があると考え，その都度カンファレンスを行った。**家族が面会に来たときには，Cさんが認知症でなかったらどのような治療やケアを希望すると思うか，本人の価値観を考えながら話し合った。多職種カンファレンスで，現在の病状では退院は難しいかもしれないが，外出・外泊であれば可能なのではないかという話し合いがあり，本人と家族に伝えることになった。その結果，本人と家族が外出を希望し，数時間ではあるが自宅で過ごすことができた。本人は「妻の手料理が食べられた」と満足そうであった。家族は「疲れたが，最期に少しでも自宅に帰れてよかった」と話していた。

事例3 「パークゴルフがしたい」と願うCさんへのCNM

■ CNMの展開

CNMの焦点	根拠	実践	結果
焦点① せん妄状態が改善し，Cさんが意思表明できる。	・認知機能の低下にせん妄状態が加わり，自分の意思を他者に伝えられない。 ・身体拘束による苦痛がある。 ・摂食嚥下機能が低下し，食べたいものが食べられないという苦痛がある。 ・アウトドア好きだが，思うように動けないという苦痛がある。	●対象中心のチームアプローチ ・せん妄ケア，身体拘束解除に向けたカンファレンスを毎日実施する。 ・言語聴覚士と嚥下評価について，栄養士と嚥下調整食について，理学療法士とベッド上リハビリについて相談するなど，Cさんの苦痛を緩和し，快適な生活を送れるようチームでアプローチする。 ●生活安定のための病状管理 ・せん妄ケア，苦痛と不快の緩和などを行い，家族からCさんの入院前の暮らしに関する情報収集をするなど，Cさんが意思表明できるための支援を行う。	・せん妄状態が改善し，身体拘束時間が減少した（看護師の訪室時・家族面会時には解除）。 ・経口摂取を継続でき，好物を食べられるようになった。 ・ベッドから起き上がり，車椅子での散歩ができるようになった。 ・せん妄状態が改善し，自分の意思を言葉で表明することができた。
焦点② 家族（妻，長女）が現状を理解し，Cさんにとって最善の治療やケアを選択することができる。	・家族は毎日面会に来ていたが，せん妄により怒鳴るようになってから「面会に来るのが怖い」と言ってすぐに帰るようになった。 ・家族には，「長生きしてほしいが，つらいことはしたくない」という思いがある。 ・Cさんは「パークゴルフがしたい」と話すことがある。	●対象が生活者として主体的に生活できるようにする支援 ・家族にせん妄について説明し，現状の理解とCさんの意思に沿った選択をできるための支援を行う。 ・倦怠感が少ないときに，Cさんと家族に自宅への外出を勧めた。	・家族はせん妄状態であることを理解し，現在の治療とケアが最善であると納得しながら過ごすことができた。 ・短時間でも自宅で過ごすことができ，Cさんと家族が満足感を得られた。

■ CNMによる変化

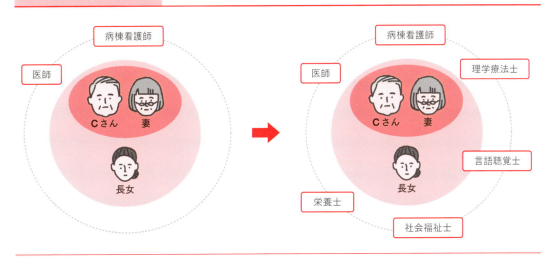

[Cさんのトラジェクトリ ――病状の変化とCさんの全体像をとらえる]

第3章 継続看護マネジメント（CNM）の事例

生活機能				焦点①		焦点②	
病状・状態			食事摂取量が低下し，体動困難となり入院する。	せん妄状態が出現する。		せん妄状態は改善したが，胆のう炎，菌血症に罹患する。	（数時間，自宅に外出する）
生活状況	本人	入院1カ月前まで，パークゴルフなどのアウトドアを楽しんでいた。		自分の意思を言葉で表現する。「ゼリーが食べたい」「トイレに行きたい」「家に帰りたい」「パークゴルフがしたい」	「酒を持って来い」「もう帰るのか」などと，家族を怒鳴りつける。	変わらず「パークゴルフがしたい」と話す。	短時間でも自宅で過ごせ，「妻の手料理が食べられた」と満足そうに話す。
	家族	妻もCさんといっしょにパークゴルフに出かけていた。	ほぼ毎日，面会に来る。妻，娘ともに自宅への退院を希望している。	「父はアウトドア好きなので，ずっとベッドにいるのはつらいと思う」	Cさんが怒鳴ることに「会うのが怖い」と言い，あまり面会に来なくなる。	「高齢だし，覚悟はしています」「長生きはしてほしいけど，つらいことはしたくない」	「疲れたが，最期に少しでも自宅に帰れてよかった」
多職種の構成			社会福祉士に自宅退院を希望していることを伝える。	言語聴覚士と嚥下評価について，栄養士と嚥下調整食について，理学療法士とベッド上リハビリについて相談する。		主治医（内科医），看護師，理学療法士，言語聴覚士，栄養士，社会福祉士と多職種カンファレンスを行い，自宅退院や外出・外泊について話し合う。	

● この事例のまとめ ●

認知機能障害やせん妄状態，寝たきり状態によって，本人の意思確認が難しい場合，家族に代理決定を委ねることもある。その場合，家族のみに選択してもらうのではなく，本人がどのように暮らしてきた人なのか，元気なときはどのような治療やケアを受けたいと考えていた人なのか，本人の価値観をふまえて家族が考えられるように医療者は意思決定のプロセスを一緒に進む必要があると考える。また，認知機能障害にせん妄状態が加わると，実際よりも重度にみえてしまうため，意思決定できない人ととらえてしまいがちである。せん妄予防ケア・発症時ケアを実践し，本人が意思表明できるように支援することが必要である。

事例 認知症をもつ人への支援

4 家で息子と暮らしたいと願うDさんへのCNM

入院をきっかけに認知症となった高齢女性の自宅退院を可能にした事例

この事例のポイント

　近年，高齢の入院患者は認知症をあわせもつ人も増えている。認知症をもつ人の状態は多様で，本人と家族が安心して地域生活を送るためには，丁寧な個別のチームアプローチが必要である。この事例は，認知症をもつDさんと家族に対し行った，"主体的な(入院)生活を送るための支援"と同時に在宅生活を目標に行った"在宅生活を可能にするための支援"の2つの支援を示している。認知症による症状を安定させることと，ともすれば問題行動といわれるBPSDに対してチームで原因を探り改善を図ることを目指し，適切な治療とケアを行い，生活の場や環境の変化をふまえて，本人と家族が病気とともに生活するためのCNMを行った過程を示している。

〈Dさんの情報〉

- Dさん（女性，82歳）
- 主疾患：アルツハイマー型認知症，左橈骨遠位端骨折
- 要介護度：要介護4
- 夫とは若い頃に死別し，息子を一人で育てた。
- 一人暮らしをしていたが，5年ほど前より息子と二人で暮らしている。

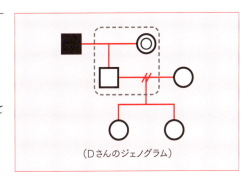
（Dさんのジェノグラム）

〈Dさんのこれまでの生活〉

　Dさんは20歳で結婚して長男をもうけ夫の家族と一緒に生活していたが，程なく夫が亡くなった。夫が他界した後もしばらく夫の家族と一緒に暮らしていたが，家を出た後は，経営しはじめた喫茶店の裏の自宅に住んで息子を育ててきた。息子が独立してからは一人暮らしをしていたが，息子の離婚をきっかけに再び二人で生活するようになった。喫茶店は75歳の頃にやめている。性格は勝ち気で人の世話になるのが嫌いであるが，社交的で寂しがり屋である。

　Dさんはここ数年で身体の動きが悪くなり，ほとんど家の中で生活する毎日であった。日常生活は自立していたが，台所で転倒して左手首を骨折し入院治療となった。手術後2日目より術後せん妄が出現し，認知機能も低下した。入院3週間後には食事量も減って，自力で歩行するのも困難になり，車椅子での移動，オムツでの排泄など，ADLのほとんどに介助が必要な状況となった。主治医は創部の状態は問題がないので，リハビリテーションは外来で行うことにして，自宅に帰ったほうがよいのではないかと息子に話をした。しかし，息子は，「このままでは退院はできない」と訴え，認知症専門病棟のある病院へ転院することとなった。

■ CNMの実際

焦点 ① ▷ Dさんの症状が改善，精神的に安定し，家に帰ることができる。

● **生活安定のための病状管理**
● **対象中心のチームアプローチ**

〈病状管理とBPSDの改善を目標に，スタッフ間の情報共有を行う〉

　転院後，Dさんは環境が変わったことで落ち着かない様子であった。検査の結果，アルツハイマー型認知症と診断されて内服治療が開始された。同時に，身体状況や体調について再アセスメントを行い，便秘と水分量不足が明らかになった。そこで，緩下剤の服用と水分摂取量を増やすための食事の工夫が始まった。とくに水分はなるべく1,000ｍＬ/日を超えるよう，お茶の時間を午前と午後に設けて，ゼリーやお茶，ジュースなどの摂取を勧め，体調管理に努めた。「家に帰る」と頻回に言うが，表情も柔らかくなり少しずつ落ち着いてきた。夜間に大声を出すことも少なくなり，つじつまの合わないことも多いがコミュニケーションもとれるようになり，食事量も増加した。左手首の痛みはなくリハビリも継続された。

　Dさんの状態は転院当初よりは安定してきていたが，帰宅願望は強く，入浴するのを嫌がったり，スタッフに暴言や暴力を振るうなど攻撃的になったりすることがあった。そこで，主治医，看護師，介護福祉士，理学療法士，MSW，薬剤師，栄養士の多職種によるカンファレンスを開催し，それぞれのスタッフがDさんにかかわった時の状況や様子について情報共有を行った。すると，Dさんは，食事や入浴だけでなくリハビリなどでも，話し方に配慮しても，それが指示するような内容であったり気が乗らないことであったりすると機嫌が悪くなったり，拒否したりすることがわかった。Dさんには，他人に頼らずに店を切り盛りし，自分ひとりで子どもを育ててきた生活史がある。そのような自立心が強いDさんは，人から行動を決められたり指図されたりすることをとくに嫌うと考えられ，もっとDさんを尊重する言葉づかいと態度でコミュニケーションを図る必要があるとの意見が出た。そして，病棟の中でもDさんが趣味や役割をもって生活していくことができないかを探っていくこととなった。また，喫茶店を経営して自ら金銭管理を行ってきた経緯から，お金が手元にないことに不安を強くするのではないか，その不安から物盗られ妄想が出るのではないかとの意見が出た。身体面では，左手首の痛みはないが，左手の握力や関接可動域の低下があると指摘された。最近は食事を残すことがあるため，今後は排便状態のチェックや口腔内の観察，食事動作，嚥下状態も含めた身体状態についてもアセスメントしていくこととなった。

　そして，DさんのBPSDに対して否定することなく真摯に対応し，解決方法を見つけていくためにも関係スタッフで情報共有していくことになった。

〈Dさんと息子が，病気とともに主体的に生活できる可能性を高める〉

　食堂でのDさんの食事の様子を見てみると，食事動作に問題はない。しかし，食事を拒否することも多く，食欲がわかないようである。息子は「家の食事はもっと味付けが濃いので，病院の食事は合わないのではないか」と話している。Dさんは，経営していた喫茶店で食事も提供していたこともある。主治医と栄養士に確認のうえ，Dさんの好物や漬物，佃煮などを息子に持ってきてもらうことにした。また，入れ歯が合っていないようなので，歯科受診して入れ歯を作りなおしてもらったところ，多少は食事や水分摂取量も増えた。そして，食事やお茶の時間に配膳やカップ配りの手伝いをお願いすると，自分の仕事であると徐々に認識され，食堂に来れば積極的に手伝うようになった。

　排泄はトイレに誘導して行っているが，尿失禁が時々あるのでリハビリパンツをはいている。なるべくトイレで排泄ができるように，立ち上がりと立位保持ができることをリハビリの目標にし，スタッフ間で共有した。

> 事例4　家で息子と暮らしたいと願うDさんへのCNM

焦点 ②　　息子が，家で母親を介護することを具体的にイメージすることができる。

●家族のセルフケア能力を高める支援

〈Dさんと息子の意向を把握し，方針を共有する〉

　転院直後の息子の話では，母親が認知症になったことがショックであること，これからの将来に強い不安をもっていることがわかった。息子は「(母親が)こんなになってしまって，どうしたらよいのかわからん。できれば家に連れて帰ってやりたいけど，一緒に暮らせる自信はない」と話した。息子も定年退職しており，毎日のように見舞いに来て洗濯物の世話などをしていた。しかし，頻回に家に帰りたいと訴え，つじつまの合わない話をする母親にどう接してよいかわからない様子であり，これからの生活についても思い悩んでいるようであった。

　その後，看護師は，息子に会うたびに積極的に声をかけて話を聞いた。息子は，「働いている間は仕事が忙しく，すれ違いの生活をしていたのであまり気づかなかったが，最近は洗濯物を干し忘れていたり，同じ料理ばかりだったり，物忘れも多くおかしいと思っていた」と話した。いまは，自分を苦労して育ててくれた母親を病院に入れているという罪悪感があり，できるならば家で面倒をみて親孝行したい気持ちがあることを話してくれた。

　転院後3カ月が過ぎ，Dさんの状態が安定するにしたがって，息子もDさんがベッドから車椅子に移動するのを手伝って一緒に散歩するようになってきた。看護師が息子に，今後の生活やいまの気持ちについて尋ねてみると，「介護のこととかもう少しできるようになれば，家でみることができるかもしれん。やっぱり母親の面倒は自分でみたい」と話した。看護師は息子に，これから自宅に戻る準備を一緒にしていくことを提案し，了承を得た。

〈Dさんと息子の生活の再構築をサポートする〉

　自宅での在宅生活の意思が固まりつつあるなか，息子へ地域包括支援センターの介護相談や家族介護教室の情報提供をしたところ，何度か参加したようであった。現在，家での一人暮らしは大変じゃないかとの問いに対して，小さい頃から家事を手伝っていたし，料理も得意だから大丈夫だとのことであった。

　また，認知症の人へのケアについては院内公開講座に参加したが，難しいとの感想であった。そこで，家族だからこそ簡単ではないこともあるため，在宅生活に向けてケアマネジャーをはじめとした多職種とともに考えていくことを提案した。また，最近は，グループホームなどの施設に入所されて穏やかに生活されている方もいるので，施設入所も選択肢に加えて頑張りすぎないようにと助言した。

〈息子の家族介護力が向上するよう支援する〉

　Dさんの「家に帰りたい」と，息子の「母の面倒をみたい」との意思を受けて，再度多職種カンファレンスをもった。そこで，Dさんが単に家に帰るのではなく，家に帰ってもDさんらしい生活が継続できるよう準備していくこととなり，「Dさんの認知症の病状と身体機能が改善・安定する」「息子の介護力が向上する」「地域の社会資源を活用しサポート体制をつくる」という目標が共有された。

　まずは，現在の主治医が，退院後も引き続きかかりつけ医となることが決定した。そして，MSWが，介護認定や認知症に理解のあるケアマネジャーの情報提供や手続きについて息子を支援した。

　ケアプランでは，健康と服薬管理のための訪問看護，排泄介助，整容などのための訪問介護，デイサービスの利用，福祉用具のレンタルが決まった。そこで，Dさんと息子，地域の関係職種に来院してもらい，退院前ケアカンファレンスを開催した。

　退院前カンファレンスでは，まずはDさんと息子のそれぞれが退院後の生活リズムやペースをつかめるよう留意した。訪問看護や訪問介護，デイサービスの送迎はなるべく担当者を限定して，Dさんの意思を尊重したサービスを提供していく。排泄や入浴などは息子からの介助を嫌がられることもあるので，入浴は無理せずデイサービスで入ってもらう。陰部洗浄などの排泄ケアも基本的にヘルパーさんが行うこととなった。退院後の環境変化でDさんが不穏な状態になることや体調が悪くなることもあるが，その際は訪問看護師がいつでも電話相談を受け

ることが確認された。Dさんのおもな居室は，喫茶店閉店後にリフォームした居間として，ベッドと車椅子をレンタルすることになった。自宅は約50年前から同じ場所で，近所も変わらず古い地域であるため，Dさんの知り合いも多い。ただし，息子自身はあまり近所付き合いをしていない。先日，Dさんの知り合いであった民生委員が息子を訪ねてきたので，近いうちに母親が退院すること，認知症になったことを話したとのことであった。

●対象の望む生活を実現するための円環的アプローチ

〈退院後の療養生活と介護負担をモニタリングし，サービス利用の提案なども適宜検討する〉

　退院後，訪問看護師が，自宅での生活が始まったDさんを訪問すると，食欲もあり，処方薬もしっかりと内服し，体調が安定していた。しかし，息子に状態を聞くと，トイレに間に合わず汚してしまったり，同じことを繰り返し言ったりすることがあり，言うことを聞かないと，きつく当たってしまうとのことであった。24時間目が離せない状態であることがとてもしんどいので，デイサービスに行ってくれると正直ホッとするとのことであった。夜もあまり眠れていないようであるため，ケアマネジャーと連絡をとり，無理をしないようショートステイ利用なども提案しつつ，支援していくことになった。

　地域では，Dさんを心配して訪ねてきた隣人のXさんが，認知症の義母を看取った自身の経験を話してくれ，それをきっかけに，惣菜を持ってきてくれたり，介護について教えてくれたりするようになった。そして，いままで挨拶ぐらいの付き合いしかなかった近所の人が心配していた話をXさんから聞いて，息子は驚いたようだった。

　Dさんははじめ，デイサービスをあまり好きではないようであったが，偶然，昔の友人のYさんとデイサービスで再会し，Dさん送迎時にYさんに先に車に乗ってきてもらい声をかけることで，一緒に行くようになった。息子も，近所に住んでいる幼なじみのZさんとの交流が始まり，時々顔を見に来てくれるようになったとうれしそうであった。家族会にも一度参加してみたが，機会があればまた参加してみようと思っている。

■ CNMの展開

CNMの焦点	根拠	実践	結果
焦点① Dさんの症状が改善，精神的に安定し，家に帰ることができる。	・認知症の症状が悪化し，身体状況と環境の変化によりBPSDが出現した。 ・生活機能が低下し，全介助の状態である	●生活安定のための病状管理 ●対象中心のチームアプローチ ・病状管理とBPSDの改善を目標に，スタッフ間の情報共有を行う。 ・Dさんと息子が，病気とともに主体的に生活できる可能性を高める。	・Dさんの病状が安定し，徐々に入院生活に適応できた。 ・介助は必要であるが，Dさんのできる生活行動が増えた。
焦点② 息子が，家で母親を介護することを具体的にイメージすることができる。	・自宅で暮らしたい意向がある。 ・家族が息子一人のみで家族介護力が低い。 ・認知機能障害に伴う生活機能障害により，日常生活には介助が必要である。	●家族のセルフケア能力を高める支援 ・Dさんと息子の意向を把握し，方針を共有する。 ・Dさんと息子の生活の再構築をサポートする。 ・息子の家族介護力が向上するよう支援する。 ●対象の望む生活を実現するための円環的アプローチ ・退院後の療養生活と介護負担をモニタリングし，サービス利用の提案なども適宜検討する。	・家族介護力が向上し，介護サービスを利用しながらの在宅生活が実現し，継続するためのサポート体制が整備された。 ・地域社会と疎遠だった息子が，Dさんが築いてきた近所関係をもとに，地域で生活する家族として社会との関係を再構築できた。

事例4 家で息子と暮らしたいと願うDさんへのCNM

■ CNMによる変化

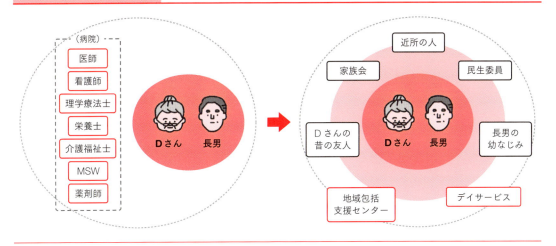

[Dさんのトラジェクトリ　——病状の変化とDさんの全体像をとらえる]

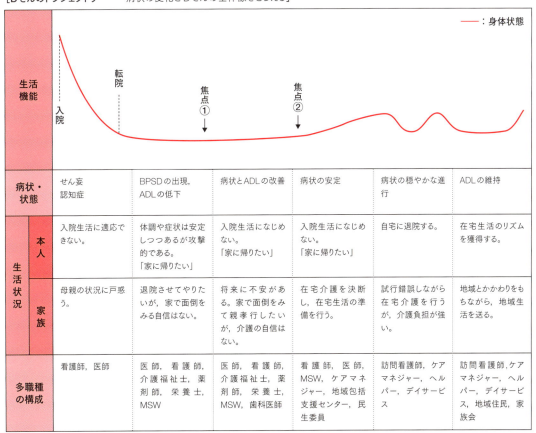

• この事例のまとめ •

　Dさんは自宅退院を果たしたが，年齢からも家族や支援者はDさんのエンドオブライフについて考えていく必要がある。やっと在宅生活が安定してきた状況ではあるが，Dさんの最期を見据えた今後の暮らしの意向を早めに明確にし，Dさんと息子らしい生活を継続できるように意思決定支援と話し合いを行っていくことが重要である。

事例

頸髄損傷者と家族への支援

5 頸髄損傷とともに夫・父親・経営者として生きるEさんへのCNM

重度な障がいを抱えながらも，社会的な存在であることを実現した事例

この事例のポイント

現在，日本には10万人以上の脊髄損傷者がおり，毎年5千人が新たに受傷しているといわれている。傷害部位が上位になるほど障害は重度になり，本人や家族の生活に与える影響は大きい。再生医療などによる治療方法が模索されているが，現段階ではいったん損傷した脊髄が回復する見込みはないため，入院中から長期的なCNMが必要になる。この事例のEさんのように頸髄損傷（C3～4）で，人工呼吸器を使用する医療依存度の高い事例においては，リハビリテーションスタッフと連携した看護が重要になる。「障害受容プロセスに沿った人工呼吸器の離脱による死の恐怖を軽減すること」「自宅退院し，自営業を続けること」「主体的に社会資源を活用した自立生活の実現すること」を目指す。

〈Eさんの情報〉

- Eさん（男性，40歳）
- 主疾患：頸髄損傷（C3～4）
- 身長177cm，体重80kg
- 性格は明るく，スポーツマンタイプ，コンビニエンスストアを経営している。
- 妻と3人の子ども，母親の6人暮らし
- 妻は夫の受傷後，夫の代わりに切り盛りしている。

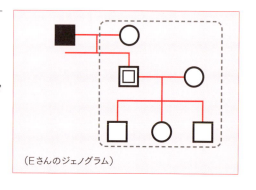

（Eさんのジェノグラム）

〈Eさんのこれまでの生活〉

Eさんは明るく朗らかで，友人から頼られるタイプであり，休日は子どもの野球クラブに参加するなど，自営業の仕事も父親としてもいきいきと活動していた。

自家用車を運転中に交通事故に遭い，C3～4を損傷した。一命は取り留めたが，四肢麻痺による運動障害，感覚障害，自律神経障害，排泄障害，呼吸障害で気管切開し，24時間人工呼吸器装着中であった。受傷後1年半が経過し，急性期治療を終えたEさんは，リハビリテーション専門病院へ転院した。スピーキングバルブを用いた発声訓練と呼吸訓練，ティルトテーブルでの起立訓練，電動車椅子の操作，マウススティックによるパソコン操作など，在宅生活を目指した訓練が開始され3カ月が経った。しかし，24時間人工呼吸器をつけているため，一人になることへの不安が強く，妻か母親のどちらかが一緒にいることを希望し，片時も離れることを嫌がった。Eさんはリハビリに熱心であるが，極度に落ち込む様子もみられた。訓練中，担当作業療法士（男性）に「もう歩けるようにならない」「あの時，車で外出しなければよかった」というつらい思いを話した。妻や母親に対しては，訴えがスムーズに理解されないと，怒った表情で舌打ちし，不機嫌な表情を向けた。

妻と母親は，自宅から車で1時間かけて病院に通い，交代でEさんに付き添っている。妻は仕事と子どもたちの世話をしながら，その合間を縫って病院に通っているため，疲れた表情をしている。母親は，妻と交代で病院に通い，Eさんの世話をしている。腰痛と高血圧もあるため疲労感が強い。

■ CNMの実際

焦点 ① 　　「（人工呼吸器の離脱によって）死んでしまうかもしれない」という恐怖を
軽減することができる。

●生活安定のための病状管理

〈生活不安を取り除くために呼吸訓練を強化する〉

　担当看護師は，作業療法士からEさんの電動車椅子やパソコンの操作が上達している話を聞いていたが，病棟では「人工呼吸器が外れたら死んでしまう」という**強い恐怖心を抱えており，家族がEさんから離れられず負担感が大きいととらえていた**。また，起立性低血圧が起こり，訓練が思うように進まないと，**病室に帰ってから極度に落ち込む姿を見ていた**。これまで，リハビリに熱心に取り組んできたのは，「再び歩けるようになる」と心のどこかで期待していたからであろう。その意味で，この落ち込みは障害受容プロセスの混乱期（悲嘆）への移行ととらえ，**次のプロセスへ進めるような看護**が必要であると考えた。

　車椅子上の生活に慣れるため，病棟においても座位時間を増やしつつ，起立性低血圧の予防，褥瘡予防に気をつけた。さらに，呼吸訓練の強化によって日中は人工呼吸器を離脱できないか，主治医と看護師長に相談した。呼吸器を離脱できることで，死への恐怖が軽減し，家族の負担も軽減するのではないかと提案した。

●家族のセルフケア能力を高める支援

〈Eさんの思いを妻と母親が理解し，共有できるよう支援する〉

　担当看護師は，**妻と母親，それぞれがいまの状態をどう受け止めているのかを聞いた**。妻は，「子どもの世話と仕事で精一杯。病院に通うのは体力的にも気力も限界に来ている。そのうえ，夫の怒りが自分に向けられたり，不機嫌な顔を見たりすると余計につらい。長男が小学校で友だちとけんかし，学校に行きたくないと言っている。仕事では，従業員とアルバイトの人間関係の調整で苦労している」と，堰を切ったように話した。母親は「仕事が忙しいことを理由に，嫁は息子の世話をしようとしない。こんな大きな障がいを背負った息子がかわいそう。代われるものなら代わってやりたい」と，涙を流した。

　二人のつらい気持ちに寄り添いながら，二人が一生懸命やっていることを病院スタッフみんなが認めていることを伝えた。そのうえで，**Eさんの精神状態は「自分の障がいに向き合う過程」であると説明し，いまはEさんの気持ちに寄り添い，支持的なかかわりをするなかで，今後のことを話せるようになるのを待つ**ことを確認した。

●対象が生活者として主体的に生活できるようにする支援

〈今後の療養場所に対するEさんの希望を確認する〉

　担当看護師は，家族が帰った後にEさんの部屋へ行く機会を増やし，**何気ない会話から，Eさんのほうから気持ちを話せる雰囲気をつくる**ようにした。

　Eさんは，「このまま，こんなところで自分の人生を終えたくない」という気持ちを語りだした。さらに，「退院後の生活のイメージがつかない。リハビリを継続したい。妻と母親に介護できるのか，近所に自分を受け入れてくれる病院はあるのか，緊急時の体制，ナースコール，介護費用，仕事もできず父としてやっていけるのか」といった将来の生活に対する不安を語りだした。

　担当看護師は，Eさんの思いを受け止め，Eさんの不安のなかには，入院中に解決できることもたくさんありそうだと助言し，まずは**Eさんの思いを妻と母親とも共有できるように，3人の話し合いの場をもてるように働きか**けた。

焦点 ② ⟩⟩ 自宅に帰り，自営業を継続することができる。

●対象中心のチームアプローチ

〈自宅退院に向け，ニーズに応じたチームを編成する〉

　日中，人工呼吸器を離脱できるようになったことで，Eさんの表情は明るくなり，「家に帰って仕事をする」という目標に向けて，妻や母親ともよく話すようになった。担当看護師は，Eさん，妻，母親の3人の意思がまとまりつつあることや，自宅の改修工事の進捗状況を，<u>主治医，看護師長，リハビリスタッフらと共有し，退院調整看護師やMSWと連絡をとり合った。</u>

　主治医は，いまの病状と今後の方針について，Eさんの希望する自宅近くの病院に提供した。担当看護師は，<u>退院調整看護師らとともに，転院と退院カンファレンスの準備を進めた。</u>社会資源の活用や制度の手続き（身体障害者手帳の取得，障害者総合支援法による障害区分認定手続き，自動車事故対策機構NASVAによる介護料受給）について MSW が<u>3人に説明する場にも，担当看護師は同席した。</u>

●家族のセルフケア能力を高める支援

〈家族へケア技術を指導し，退院後の生活を具体的にイメージできるよう支援する〉

　担当看護師は，Eさんに必要な介護や医療的ケアについて，妻と母親が理解し習得する必要性を説明し，指導計画の打ち合わせをした。<u>ケア技術の指導計画は，看護計画に組み入れ，病棟全体で共有した。</u>

　第1回目の<u>試験外泊をするために，Eさん，妻，母親も参加する，多職種チームによる合同カンファレンスを開催した。</u>外泊後，Eさん家族は自宅での生活をやっていける自信を高めた。第2回目の試験外泊を試みた後，いったん自宅近くの病院へ転院し，訪問看護（週3回）と外来リハビリ（週1回）の体制のもと，自宅退院を実現した。

焦点 ③ ⟩⟩ 周囲の人からの支援や社会資源を活用しながら生活することができる。

●対象が生活者として主体的に生活できるようにする支援

〈本人のニーズに応じてタイムリーにサービスを調整する〉

　日頃から訪問介護やボランティアによるケアの必要性を感じていた担当訪問看護師は，Eさんに退院後2年経過した感想を聞いた。Eさんは，「自宅での生活にからだは慣れてきた。友人や近所の人はもっと来てくれると思っていたのに，だんだんと足が遠のいていった。病院では，検温と食事の時間が決まっていて生活のリズムがあったが，自宅では家族の都合に自分が合わせなければならない。仕事場に行くにも，パソコンを使うのも，人の手を借りなければならない状況で，妻は仕事で疲れている。母親は一生懸命やってくれてありがたいが，ずっと一緒で息が詰まりそうだ。これでは，本当に家に帰ってよかったのかわからない」と話した。

　母親は，Eさんのケアを訪問看護師に任せられず，あれこれと指示を出した。ある日，体調を崩し，受診をすると帯状疱疹と診断され，2週間入院することになった。Eさんは，母親の入院を機にケアプランを再検討せざるをえなくなった。早速，<u>訪問看護師は，Eさん，妻が相談員と話し合いの場をもてるように調整し，訪問介護の利用，社会福祉協議会の運転ボランティアの導入を検討した。</u>

〈地域の社会資源を活用できるよう支援する：運転ボランティアの導入〉

　担当訪問看護師は，社会福祉協議会に登録されている運転ボランティアについて，Eさんに情報提供した。運転ボランティアは63歳の男性で，自身には知的障害の娘がおり，退職後に運転ボランティアを始めた。ヘルパー講習会にも参加して介護技術を習得し，パソコンが得意であった。Eさんと気が合い，仕事やパソコン操作に関しても相談に乗ってくれた。母親の退院後は，障がいのある子をもつ親として母親とも話が合い，世間話を楽しんだ。

〈地域の社会資源を活用できるよう支援する：当事者の会への参加支援〉

　担当訪問看護師は，**新聞に頸髄損傷者の会の記事が掲載されているのを見つけ，Eさんに紹介した。**Eさんは，同じ障がいをもつ人との出会いを求めず，この新聞記事にあまり関心を示さなかった。同じ記事を見つけた友人がEさんに会いにきて，交流会への同行を申し出た。妻は，訪問看護師から紹介された記事を見て，参加を迷っていた。訪問看護師は，妻や友人に宛てて，「ぜひ行って来てください」というメッセージを連絡ノートに残し，「電動車椅子介助の方法や外出支援のポイントと注意点」を書き留めた。

　もともと明るく社交的なEさんは交流会に参加して，ヘルパー利用で積極的に外出している人，ピアカウンセラーとして就労している人，NPOを立ち上げた人と出会い，頸髄損傷者としての生き方の視野を広げることができた。また，交流会に家族で参加した感想の原稿を，会報誌の編集長（頸髄損傷C5）から依頼され，喜んで引き受けた。

　Eさんは，定期的な訪問介護の利用により，午前は，洗面，吸引，朝食，パソコンによるメールチェックをし，午後は外出支援を利用して，店や事務所で，従業員やアルバイトと仕事の打ち合わせをできるようになった。

　妻は，夫が経営者らしく従業員と話す姿がうれしく，ともに頑張ろうという気持ちを高めた。夜の介護は自分の役割という認識も強めた。時々，疲れて寝てしまうこともあるが，義母とは介護のパートナーとしてまずますの関係を保てている。母は，以前のようにイライラする様子はなく，訪問看護師やヘルパーを信頼しケアを任せるようになった。

●生活安定のための病状管理

〈セルフマネジメントを高められるよう支援する〉

　担当訪問看護師は，Eさんの社会活動が広がることで，座位姿勢が増えることによる褥瘡形成，疲労や水分補給の不足による膀胱炎の可能性を懸念した。入浴時の皮膚の観察，Eさんへの意識づけなど，**予防的ケアとしてのEさんのセルフマネジメンを高める声かけに努めた。**

■ CNMの展開

CNMの焦点	根拠	実践	結果
焦点① 「（人工呼吸器の離脱によって）死んでしまうかもしれない」という恐怖を軽減することができる。	・C3〜4損傷による呼吸筋麻痺で人工呼吸器を装着しており，本人の死の不安が強い。 ・障害受容プロセスにおける悲嘆と防衛の段階にある。 ・妻は，介護に加えて，子どもの世話，仕事により，精神的，気力的に限界。母親は嫁への不満があり，持病の高血圧と腰痛のより疲労感が強い。妻と母親は互いに不満を抱え，協力体制がとれていない。	●生活安定のための病状管理 ・生活不安を取り除くために呼吸訓練を強化する。 ●家族のセルフケア能力を高める支援 ・Eさんの思いを妻と母親が理解し，共有できるよう支援する。 ●対象が生活者として主体的に生活できるようにする支援 ・今後の療養場所に対するEさんの希望を確認する。	・日中に人工呼吸器を離脱できたことによって極度な不安が軽減し，一人でも過ごせる自信が高まった。 ・Eさん，妻，母親が互いに思いを共有し，三者間に協力関係ができた。 ・Eさんと家族を中心としたチームの連携が高まった。
焦点② 自宅に帰り，自営業を継続することができる。	・妻と母親の介護技術が不足している。	●対象中心のチームアプローチ ・自宅退院に向け，ニーズに応じたチームを編成する。 ●家族のセルフケア能力を高める支援 ・家族へケア技術を指導し，退院後の生活を具体的にイメージできるよう支援する。	・家族の介護能力が向上した。 ・「家に帰って仕事をする」という目標ができた。
焦点③ 周囲の人からの支援や社会資源を活用しながら生活することができる。	・母親の入院によって家族介護の体制が破綻し，病状管理の継続が困難となった。	●対象が生活者として主体的に生活ができるようにする支援 ・運転ボランティアの導入，当事者の会への参加支援など，地域の社会資源を活用できるよう支援する。 ●生活安定のための病状管理 ・セルフマネジメントを高められるよう支援する。	・Eさんと家族の主体性と自律性を獲得できた。 ・生活リズム，地域との関係性を再構築できた。

第3章 継続看護マネジメント（CNM）の事例

■ CNMによる変化

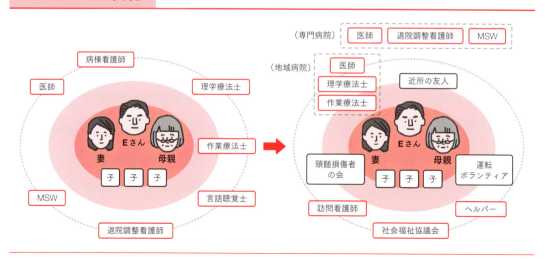

事例5 頸髄損傷とともに夫・父親・経営者として生きるEさんへのCNM

[Eさんのトラジェクトリ ──病状の変化とEさんの全体像をとらえる]

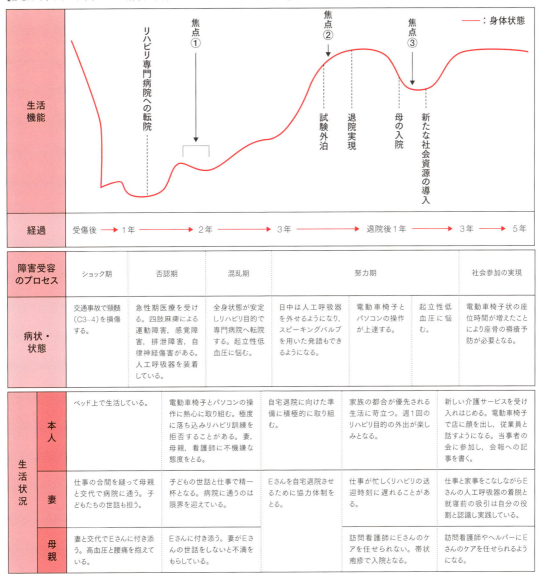

この事例のまとめ

この事例でみられるCNMは，Eさんの死に対する恐怖や家族の負担を肌で感じていた看護師が"人工呼吸器の離脱"を主治医に相談するという形で始まった。医師やリハビリスタッフからは見えにくい，病棟で対象が抱いている不安，家族の生活や思いを看護師が把握し，多職種で共有することからチームアプローチが始まる。

Eさんは，日中の人工呼吸器の離脱が，本人の不安軽減と仕事をするという目標につながった。また，本人と家族による在宅での負担軽減のためにも，入院中に可能なかぎり医療的ケアをシンプルにすることや，退院後もモニタリングを続けることの大切さを認識できた。Eさんの場合は，母親の入院がきっかけとなったが，本人や家族が本当に必要としたときに，適切なサービスをタイムリーに導入することが主体的な利用につながる。このとき，フォーマルなケアだけでなく，地域のボランティアや友人などのインフォーマルなケアにも目を向け，うまく支援が得られるようにネットワークをつくっておくことや，本人がもつネットワークを引き出すことが，これからの訪問看護師に求められる。成人期において障がいを抱えながらの社会参加や自己実現を発達課題とするEさんにとって，本人と家族を中心とした温かな地域ケアづくりが日々のケアに彩りを添え，Eさんらしい生き方を支援することにつながるであろう。

| 事例

ALS患者と家族への支援

6 どう生ききるか問い続けたFさんへのCNM

ALS患者が望む生き方を最期まで尊重してかかわった事例

この事例のポイント

「どう生きるか」という問いは，自己決定を伴うものである。自分のこれまでとこれからの人生をみつめ，より良くあるためにはどうすればよいかを熟考することである。そのとき，自己の存在に加え，自己を取り巻く人や環境についても考えざるをえない。筋萎縮性側索硬化症（ALS）の診断を受けた患者は，「どう生ききるか」という問いと向き合わざるをえない。それは，どのように死ぬかという問いでもある。

ALSは進行疾患である。Fさんの事例では，病状の進行を予想し，先々の手立てを検討している。とくに呼吸苦は人を恐怖に陥れ，正常な判断を困難にする。人工呼吸器の装着を拒んだFさんであったが，NPPVの選択によって精神的な落ち着きを取り戻すことができた。Fさんは延命のための気管切開を拒否した。その後も幾度となく，本人と家族の意向を確認しつつ，生命の安全性を配慮し，安心した生活が過ごせるよう，多職種・多機関と連携を図りながら必要な社会資源の活用・調整を行った。

本事例では，CNMの中心人物である訪問看護師が実践した【呼吸障害進行に伴う病状管理と生活支援の統合】と，本人の生き方を最期まで尊重した【対象中心のチームアプローチ】を紹介する。

〈Fさんの情報〉

- Fさん（女性，60歳）
- 主疾患：ALS
- 性格は明るく，家族関係も良好である。
- 66歳の夫と二人暮らし，二人の娘は独立している。
- 夫には高血圧症がある。

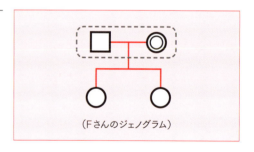

（Fさんのジェノグラム）

〈Fさんのこれまでの生活〉

Fさんは結婚後，仕事を辞めて専業主婦をしていたが，子どもが中学校に入る頃からパート勤務を始めた。59歳の頃，上肢の筋力が低下し，パート勤務の仕事に支障をきたすようになったため，仕事を辞める。その後，下肢の筋力も低下し，自転車をこぐのが困難となった。近所の整形外科を受診し，Y病院を紹介された。

Y病院で精密検査を受けたところ，膠原系疾患の疑いと診断され，とくに有効な治療もないと言われた。数カ月で体重減少が進み，ふとんから起き上がれなくなった。Y病院の紹介状をもってK大学病院を受診，ALSの診断を受ける。症状が出てから半年後のことであった。本人と家族のショックは大きかった。本人は「どうして・・・」という気持ちで心が伏した。家族も同様であった。Fさんは，「治療の施しようがないのなら家で過ごしたい」と主治医に話した。

K大学病院のケースワーカーによって，要介護度の認定，身体障害者手帳交付の手続き，保健所への連絡が行われ，難病医療費助成申請について家族に説明がされた。病状の進行が速いことを考え，看護師の資格をもつケアマネジャーに依頼し，当面は週4回の訪問看護で様子をみることになった。退院前に自宅の改修が行われ，玄関，風呂場，廊下から居間への段差が解消された。リクライニング車椅子や療養ベッドは，介護保険によりレンタルされた。

事例6　どう生ききるか問い続けたFさんへのCNM

■ CNMの実際

焦点①　息苦しさが軽減し，家で安心して暮らすことができる。

●生活安定のための病状管理

　Fさんが退院した時は，発病からすでに約1年が経過していた。Fさんは，病院ではない住み慣れた家の良さを感じながら少しほっとしていた。訪問看護師はケアマネジャーから依頼を受けて，早々に初回訪問を行った。Fさんに希望や病状を尋ねたところ，Fさんは「病気のことは不安だが，ある程度覚悟もできている。ただ，家族の負担を考えると申し訳ない気持ちである」と話した。夫は，そんなFさんの気持ちがわかっていたが，「妻があと少ししか生きられないのかと思うと，そのことのほうが悲しく，寂しく，不安である」と語った。また，「妻を介護する覚悟はできているつもりだ」と話した。

〈退院2カ月後：病状の変化を見逃さない　→　早期発見・早期対応のチームアプローチ〉

　Fさんの病状は，ゆっくりではあるが進行していた。おもに，痰の喀出が困難であることから，呼吸リハビリテーションを施しながら様子をみていた。喀出困難以外にも，声が小さくなる，早朝に頭痛が出現する，息が切れる，などの症状が出てきた。パルスオキシメーターで測定をしたところ，SpO_2は50%を切っていた。訪問看護師は，二酸化炭素が蓄積していると判断し，家庭医に報告した。訪問看護師は，Fさんの病状から，人工呼吸器の導入を検討する必要があると考えていた。家庭医も同様の考えで，早期に入院をしたほうがよいだろうと判断し，K大学病院に入院となった。

〈再入院：病状を安定させる〉

　病院主治医から病気のことや人工呼吸器のことが説明された。FさんはNPPVを選択し，夜間のみの装着となった。**NPPVによってFさんの睡眠状態は良好になった。**そのことで，**Fさん自身，精神的にも落ち着きを取り戻した。**夫も，Fさんの呼吸状態が楽そうな様子をみて安心した。

　病状が安定した後，退院前カンファレンスが開かれた。Fさん，夫，K大学病院の主治医，看護師，退院支援看護師，ケアマネジャー，訪問看護師，保健所保健師，人工呼吸器供給会社などが参加した。

焦点②　苦痛の少ない療養生活を過ごし，生ききることができる。

●対象の望む生活を実現するための円環的アプローチ
●対象中心のチームアプローチ

〈退院前カンファレンスで話し合った内容〉

　主治医は，病気のことや在宅療養上の留意点について，病棟看護師は，日頃のケアおよび体位変換時の肩関節の脱臼予防，嚥下状態の観察，NPPVの合併症などについて話した。Fさんと夫からは，療養上困っていること，気になっていること，今後の要望などが話された。また，緊急時対応について全体で確認をした。

　在宅療養における医療面の役割としては，ALSに関することは大学病院の主治医，それ以外の日常的な医療内容は家庭医が担うことになった。訪問入浴やヘルパーを導入し，訪問リハビリ（とくに呼吸機能評価）を定期的に入れ，訪問看護は週5回とした。訪問看護には，Fさんと家族の支援を全面的に任されることになった。

第3章　継続看護マネジメント（CNM）の事例

病状変化時や新たな医療処置導入時，介護力変化時には，地域支援者全員に参加を呼びかけ，サービス担当者会議を実施することにした。

〈発症から1年3カ月が経過：病状進行を見極め，早め早めに対応する〉

　自宅に戻ったFさんの療養生活が再び始まった。訪問看護師とケアマネジャーの計らいで，K大学病院の主治医と家庭医との対面面談が自宅で開かれた。これまでの経過や医療の役割分担，連携方法などを確認した。その場には，訪問看護師や保健所保健師も参加した。

　緊急時には，K大学病院が引き受けることを確約した。家庭医は，週1回の訪問診療，緊急時の往診を行うことになった。また，呼吸リハビリテーションについて，理学療法士から訪問看護師へ技術指導を行ってもらった。

　NPPVが始まってから腹部膨満感が出現し，排ガスの援助が毎日必要となった。また，排泄介助によって，夫の腰痛が悪化した。Fさんは，夫のことを思うとおむつも仕方がないと思う反面，最後までトイレに行きたいという思いのなかで揺れていた。そこで，夫の介護負担を軽減するため，介護保険では不足しているヘルパーによるケアを，障害者総合支援法によるサービスを利用することでカバーし，訪問看護師とヘルパーの2人組で毎日の排泄介助に対応した。また，訪問看護の間に夫がリフレッシュできるよう配慮した。

　Fさんのふさぐ気持ちをどうすればよいかと検討していた訪問看護師は，意思伝達装置を通して，ゲームやインターネットを楽しんでもらえないかとか考えた。これには，今後，意思疎通が難しくなった際，現段階からパソコンに慣れていることが役立つのではないかという意図もあった。Fさんは，「そうね，やってみようかしら」と言い，意思伝達装置が貸与された。

〈発症から1年半が経過：Fさんと家族の意向の確認〉

　徐々にではあるが病状は進行していた。声を発しにくくなってきたため，指先の動きに合わせコールを設置した。

　痰の喀出困難は変わらず，息苦しさが増強していた。訪問看護師は，気管切開も視野に入れたほうがよいと思い，K大学病院の主治医に臨時の往診を依頼した。Fさんは，医師の話を聞いた後，きっぱりと「延命だけのために気管切開をすることはしたくない」と言った。夫は，Fさんに生きてほしいという思いが強かったため，「本人がそういう考えているのなら仕方がないけど・・・　生きていてほしい」と言った。この時点では，Fさんと夫，医療者側の間で，「緊急事態が生じても挿管はしない」という合意を交わした。家庭医から，息が苦しいときは，日中でもNPPVを装着するよう指示があった。**Fさんの思いは，訪問看護師が受け止めた。夫の気持ちは，ケアマネジャーが十分かかわるようにした。**

　Fさんの意向確認はそれとなく行われた。Fさんは，死へのおそれはないと言い切った。しかし，この病気は，どのように死んでいくのかを頻回に尋ねた。「苦しくない死などないと思うが，苦しまずに死にたい」と話した。Fさんの精神面での苦悩に耳を傾けることに徹した。

〈発症から1年7カ月が経過：苦痛の緩和〉

　球麻痺の症状が進行し，喉の違和感，口腔内の唾液の貯留，むせ込みなどに悩まされた。食事に要する体力の消耗，とくに呼吸負荷が激しいため，一時は経管食で栄養を補った。しかしFさんは，経管栄養法が受け入れられず，口からの食事を希望した。体力の消耗が顕著に現れはじめ，コミュニケーションも困難となった。いつ何が起こってもおかしくない状態が生じた。この頃から苦痛緩和のケアを検討した。

　24時間緊急連絡体制を整備し，緊急事態が生じても挿管をしないという意向をあらためて確認し，チーム内で共通理解した。Fさんの苦痛は，精神面・身体面ともに極限に達していた。医師の判断のもと，苦痛緩和を図る手立てが講じられた。

■ CNMの展開

CNMの焦点	根拠	実践	結果
焦点① 息苦しさが軽減し、家で安心して暮らすことができる。	・ALSは進行性難病であることから早め早めの対応が重要となる。自宅での療養生活を継続するには、病状の見極めと日常の生活支援に苦痛がないよう働きかける必要がある。	●生活安定のために病状管理 ・ALSの病状を予測し見極める。早期発見・早期対応を心がける。本人の思いに寄り添いエンドオブライフをともに考える。	・排痰の支援の効果が十分ではなく、二酸化炭素の蓄積による頭痛が生じ、再入院となった。
焦点② 苦痛の少ない療養生活を過ごし、生ききることができる。	・本人、夫ともに自宅で最期を迎える覚悟ができていた。 ・本人・家族が安心して在宅療養を過ごせるよう、多職種チームで緊急時対応を確認する必要があった。	●対象の望む生活を実現するための円環的アプローチ ●対象中心のチームアプローチ ・意向の確認を何度も行いながら、本人の苦痛軽減を図る。	・チーム体制が強固なものとなった。 ・緊急時体制が構築された。

■ CNMによる変化

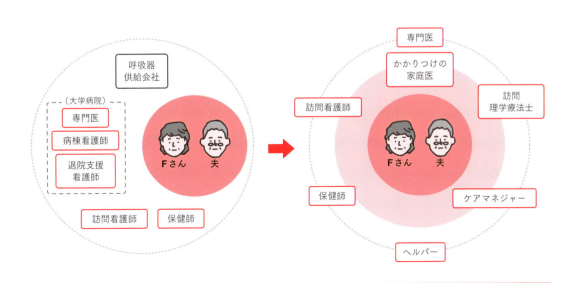

[**F さんのトラジェクトリ**　——病状の変化とF さんの全体像をとらえる]

第3章　継続看護マネジメント（CNM）の事例

焦点①　焦点②　　———：身体状態

生活機能		（身体状態のグラフ）						
病状・状態		上肢の筋力が低下した。	下肢の筋力低下も低下し，体重も減少した。	息苦しく，声が小さくなった。	痰の喀出困難，呼吸困難があり，日常生活が不便となった。	NPPVによって呼吸困難感が軽減した。	腹部膨満感があり，排便コントロールがうまくできなくなった。	呼吸苦が増強し，全身に痛みが生じた。
生活状況	**本人**	仕事に支障をきたすようになりパート勤務を辞める。	「治療の施しようがないのなら，家で過ごしたい」	要介護度の認定 身体障害者手帳交付 難病医療費助成の申請		夜間のみのNPPV装着で呼吸が安定し，気持ちも落ち着く。	日中もNPPVを装着する。	経口摂取が困難となるが，経管栄養を拒否する。
	家族	夫は無職。娘は県外に住んでいる。	不安な日々	自宅で療養生活を支援する覚悟ができる。	家族の不安が増大する。	Fさんの呼吸が楽そうな様子をみて安心する。	夫の排便介助の負担が増す。	Fさんの最期について家族が覚悟する。
多職種の構成		かかりつけ医		専門医，病棟看護師，かかりつけ医，ケアマネジャー，訪問看護師，理学療法士，ヘルパー，保健所保健師，	＋呼吸器供給会社			＋緩和チーム

この事例のまとめ

　Fさんは在宅で苦痛緩和のケアを受け，その後，家族が見守るなか永眠された。

　ALS患者において，人工呼吸器を装着するか，装着しないかの選択は延命を左右する。また，その決断は待ったなしの場合もある。本人はもちろん家族も苦悩のなかで決断するが，決断をしてもなお気持ちは揺れ動いている。病状の進行は心を乱す要因となり，気持ちも一定にとどまることがないのがつねである。本人にとって最善の看護とは何か，私たち支援者は自分自身に問い続け，目の前の療養者と家族が少しでも穏やかに過ごすことができるよう支援する。答えの見つからないなかでも，つねにそばに寄り添うことを心がけ，その場から逃げない看護を追求したいものである。

　神経難病は進行疾患である。療養者の生命の安全を守り，かつ，療養者の生き方を最期まで尊重したCNMが求められる。

▶事例

多系統萎縮症の療養者と家族への支援

7 自身の病状や家族のライフステージが変遷していくGさんへのCNM

生活に医療を組み込みつつ，家族の希望とライフタスクの達成を支えた事例

この事例のポイント

　改善と悪化を繰り返しながら，徐々に生活機能の低下をきたす進行性難病の療養者は，その時々の病状に対応した適切な医療管理によって心身の安定を図りながら，生活を継続している。また，心身機能の低下により介護も重度化するため，療養者のみならず家族の生活も変化し，長期化する療養（介護）生活のなかで家族のライフステージが変遷することも少なくない。このような進行性難病の療養者と家族への支援は，病状経過と家族のライフステージの移行に寄り添う，人生の伴走者となる長期的視野をもったマネジメントが必要である。

　本事例は，誤嚥性肺炎からの病状安定を図り，家族とともに安心して生活できるために胃ろう造設の選択が必要になったGさんとその介護者である長女が，互いの思いを共有しながら納得して意思決定できるための支援，また，長期療養のなかで生活機能は低下しつつもGさんが意欲をもち生活できることと，介護者である長女がライフタスクを達成することの両立を目標としたチームアプローチを訪問看護師が実施したCNMである。

〈Gさんの情報〉

- Gさん（女性，71歳）
- 主疾患：多系統萎縮症
- 穏やかな性格で，あまり感情を表出しない。
- 69歳の時に夫と死別して以降，長女家族と同居している。
- 現在，要介護5

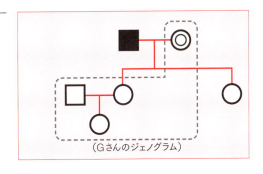

（Gさんのジェノグラム）

〈Gさんのこれまでの生活〉

　Gさんは30年間以上にわたり国語教師として勤務し，同じく教師であった夫と生活していた。Gさん夫婦には二人の子どもがいる。二人とも結婚しており，長女は車で30分ほどのところに居住し，日頃からGさん宅をよく訪れており，次女は遠方のため時々電話で話す程度であった。Gさんは教師を退職後は，庭でガーデニングをしながら俳句を詠むことを趣味として夫と穏やかに過ごしていた。

　Gさんが63歳を過ぎた頃から徐々に筋力が低下し医療機関を受診，65歳の時に多系統萎縮症と診断された。徐々に病状は進行し，68歳を過ぎた頃には車椅子移動で日常生活は全面的に介助が必要な状態となった。Gさんが病気を発症して以降，夫が家事と介護を担っており，長女は仕事の合間に手伝いに来ていた。その後，Gさんが69歳の時に夫が交通事故で他界。すでに要介護5の状態で嚥下機能の低下もあり，夫の死去を契機に長女が「母（Gさん）と一緒に生活したい」と仕事を辞職し，夫と社会人の娘とともにGさん宅に引っ越し同居となった。長女と同居した時点で，夫が介護していた時から引き続き訪問看護，訪問診察，訪問入浴介護，訪問リハビリ，福祉用具貸与のサービスを利用している。長女は几帳面な性格で，介護も家事も手を抜かずしっかりと行っていた。

■ CNM の実際

焦点 ① Gさんと長女が納得して胃ろう造設の選択ができ，Gさんの病状が安定する。

●対象の望む生活を実現するための円環的アプローチ

〈病状と今後の見通しについて多職種でアセスメントし，判断を共有する〉

　Gさんは病状の進行に伴い嚥下機能が低下していた。2カ月前から肺炎による発熱があり，絶食にして点滴のみにすると解熱し，食事を再開すると再び発熱するなど，経口摂取を続けることは困難であった。しかし，長女は「（絶食にして）点滴のみでは体力が落ちてしまうので食べさせてあげたい」と経口摂取への思いが強かった。嚥下機能の低下は病状進行のためであったが，長女は病状が進行しているとは認識しておらず，「食事を食べて，体力ができれば良くなる」と言い，水分にとろみをつけて経口摂取を続けていた。担当の訪問看護師は，「嚥下機能について評価し，**ケア提供スタッフが現時点の病状と先の見通しに関する情報と判断を共通理解すること**が必要であり，そのうえで栄養摂取の方法をGさん，そして長女とともに検討する時期を迎えている」と判断した。そこで訪問看護師は，主治医，訪問歯科医，訪問リハビリ担当者とともに嚥下機能の評価を行った。その結果，嚥下機能の低下による栄養摂取量の低下が顕著で，誤嚥性肺炎を繰り返していることから経口摂取は限界であり，胃ろう造設により誤嚥を防止することで栄養状態の改善が見込め，在宅療養を継続できるとの判断を多職種で共通理解した。

〈信頼関係を基盤に医師と訪問看護師が継続的に意思表明を促し，選択を支援する〉

　今後の方針を検討するため，担当ケアマネジャーでもある訪問看護師が，Gさん，長女，主治医，訪問歯科医，訪問リハビリ担当者を参集してカンファレンスを開催した。主治医から，Gさんの病状と，経口摂取を続けることが困難であり，胃ろうを検討する必要があると説明された。長女は，病状を説明されても十分に納得できず，「母の状態が改善し，家で過ごせることだけを望んでいる」という意向を表明するにとどまった。カンファレンス終了後，主治医と訪問看護師，Gさん，長女で複数回の話し合いを行った。Gさんはカンファレンス時からずっと「これ以上（長女家族に）迷惑をかけられない。胃ろうをすると，さらに長女がたいへんになる」と実施には消極的で，途中から話し合いに参加しなくなった。看護師は訪問診療の際には同席し，Gさんと長女の思いを聴き，医師との橋渡し役を担った。**重要な選択は一度の説明と話し合いの機会で行うことは困難なことも多く，本人・家族・医療者が互いに相手の意向やその背景にある思いと状況を汲み取ろうとする姿勢から生まれる信頼関係を基盤にして，話し合いを積み重ねるプロセスが必要である。**訪問看護師は長女がこれまで一生懸命に介護してきたことを労いながら思いを聴いた。そのなかで，最初は訪問看護師にも多くは語らず一人で介護を背負っているようにみえ，頑なだった長女は，「（交通事故で）父を突然に亡くし，親孝行できなかったことを後悔している。母には長生きしてほしい。しっかり世話をしたい」との思いを表明した。遠方にいる次女も，「介護を姉に任せていて申し訳なく思っている。（自分も）母には長生きしてほしい」と思っているとのことであった。別の日，保清ケアをしながら思いを聴くと，Gさんも「本当は孫の花嫁姿を見るまで生きていたい」との心情を語った。それぞれの思いを訪問看護師が代弁し，主治医と再度話し合い，胃ろう造設を選択した。

事例7　自身の病状や家族のライフステージが変遷していくGさんへのCNM

焦点 ②　　孫の結婚時期を迎え，家族としてのライフタスクを達成しながらGさんと長女がともに意欲と役割をもって生活できる。

●対象が生活者として主体的に生活できるようにする支援

〈症状管理を実施し，孫の結婚式で俳句を詠むことを目標としたケア計画を立てる〉

　Gさんは臥床時間が徐々に長くなり，病状の進行により起立性低血圧などの症状がみられるようになり，趣味の俳句を詠むこともほとんどなくなっていた。長女は相変わらず胃ろうの管理やリハビリなどすべてのケアを工夫して几帳面に実施しており，Gさんを一人にして外出する不安から，外出時間を確保することが難しい状況であった。そんな折，27歳になった長女の娘（Gさんの孫）が1年後に結婚することとなった。長女は，Gさんのそばに一緒にいたい気持ちはいままでと同様だが，その一方で母親として，嫁ぐ娘の結婚準備に費やす時間も十分に確保したいと考えていた。また，長女には結婚式を前に夫と娘と親子3人で旅行をしたいという夢があった。親子旅行の実現にはショートステイを利用したいと考えていたが，はじめてのショートステイの利用は不安が大きく，自分たちの旅行のためにショートステイを利用することに罪悪感があった。介護者であるGさんの長女としての思いと，娘の結婚に向けた母親の思いが共存し，ジレンマを感じている様子であった。Gさんは，そんな長女の気持ちに気づいており，外出させてあげたいと考えるとともに，自分も孫の結婚式に出席したい気持ちを訪問看護師に話していた。訪問看護師は，介護者である長女の外出時間の確保だけではなく，結婚式に出たいというGさんの希望を実現するために，ケア提供チームで目標と内容を検討し，通所型サービスとショートステイを利用する準備が必要であると考え，Gさん，長女，主治医，訪問リハビリ担当者，訪問入浴介護担当者と，新たに利用を検討する療養通所介護サービス施設の看護師も交えたケアカンファレンスを開催した。

　生活機能が低下して以降，趣味の俳句を詠まなくなっていたGさんであったが，テレビやラジオの俳句番組には関心をもっていることを長女と訪問看護師は気づいていた。そのため，結婚式で孫に贈る句を詠むことを看護師が提案し，「孫の結婚式に出席し，孫に贈る俳句を詠む」ことを目標としてリハビリに取り組むこととした。同時に，病状とリハビリの状況を療養通所介護の看護師と相談しながら通所を開始することとした。娘の結婚準備のために長女の外出が必要になると想定される約3カ月後を目途に，療養通所介護やショートステイを週1-2回利用ができることを目指して，訪問看護師が中心となり病状管理を行い，リハビリ担当者とともにケア計画を作成し，訪問入浴（週1回）などの際の注意点や可能なリハビリ内容を確認した。俳句は国語教師であったGさんの趣味であり，生きがいであった。療養者自身が主体的に取り組めるためには，生活史からその人固有の目標や希望を見出すことが大切であり，Gさんにとってはそれが俳句であった。

●対象中心のチームアプローチ

〈長女が介護以外の時間を活用し，母として結婚準備に携われるよう調整する〉

〈ケア提供者の不安が少なくなるよう，病状判断を共有し，ケアの留意点を助言する〉

　Gさんは，嚥下機能の低下とともに発語も不明瞭になってきていたが，趣味の俳句を再び詠むことが意欲につながり，長女と孫の結婚について話すことを楽しみにしていた。長女もまた，母として娘の結婚準備をする時間を確保したり，親子での旅行を計画したりすることをケア提供者がチームで支援していることを実感し，ケアチームへの信頼をさらに深めた様子で，訪問看護や訪問入浴サービスなどの時間に安心して外出する様子がみられるようになった。胃ろう造設の後，約1年間という時間経過のなかで築いてきた信頼関係を基盤に，Gさんと長女の希望を訪問看護師が共有できたことで，チームアプローチの方向性を定めることができた。その目標をケア提供チームで共有できたことが，ケア提供スタッフの「何のためにケアをしているか」にも明確な回答をもたらした。自宅に置いた連絡ノートにケア提供時の様子だけでなく，他スタッフへの助言なども記載し，電話での情

報交換も積極的に行うなど，モチベーションが向上し連携がスムーズになっていた。そして，主治医を中心に病状判断を共有し，起立性低血圧や唾液の誤嚥などに対する注意点を座位訓練や入浴時の留意点として確認できたことは，Gさんと長女のみでなく，ケア提供スタッフにも自身の実践に対する安心感とケアへの自信をもたらしていた。当初Gさんは，座位や入浴時に起立性低血圧を起こしやすく，リハビリ担当者や訪問入浴サービス担当のスタッフはケア提供時の不安が大きかった。訪問看護師は主治医と連携してスタッフが不安なくケアを実践できるように支援する役割もあることを確認できた事例であった。

第3章 ―― 継続看護マネジメント（CNM）の事例

■ CNMの展開

CNMの焦点	根拠	実践	結果
焦点① Gさんと長女が納得して胃ろう造設の選択ができ、Gさんの病状が安定する。	・病状進行に伴い嚥下機能が低下、長女の病状理解は乏しい。 ・誤嚥性肺炎を繰り返す状態であるが、胃ろう造設により身体状況の安定が予測される。	●対象の望む生活を実現するための円環的アプローチ ・病状と予後の予測について多職種による判断を共有し、Gさんと長女の胃ろう造設に対する意思表明を促し、選択への支援をする。	・Gさん、長女ともに病状への理解が得られ、互いの思いを確認することができたことで、納得して胃ろう造設を選択できた。
焦点② 孫の結婚時期を迎え、家族としてのライフタスクを達成しながらGさんと長女がともに意欲と役割をもって生活できる。	・Gさんは起立性低血圧などにより活動意欲が低下し、ADLはさらに低下傾向である。 ・孫の結婚を前に、その準備と介護を長女一人で担っており、心身の負担が大きい状態が続いている。	●対象が生活者として主体的に生活できるようにする支援 ・症状管理を実施し、孫の結婚式で俳句を詠むことを目標としたケア計画を立てる。 ●対象中心のチームアプローチ ・長女が介護以外の時間を活用し、母として結婚準備に携われるよう、ケアチームで目標とアプローチを共有する。ケア提供者が安心してケア提供できるよう病状管理し助言する。	・一時は関心をなくした趣味の俳句を再び詠むようになり、リハビリにも取り組むようになった。 ・長女の外出時間を確保できる見通しが立った。 ・起立性低血圧への注意をケアチームで共有し、ケア提供者の不安が軽減した。それぞれが自信をもってケアを実践できるようになり、Gさんと長女の安心につながった。

■ CNMによる変化

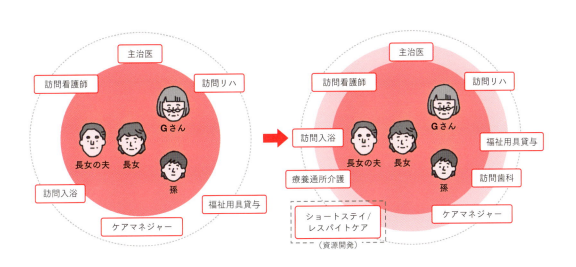

[Gさんのトラジェクトリ ──病状の変化とGさんの全体像をとらえる]

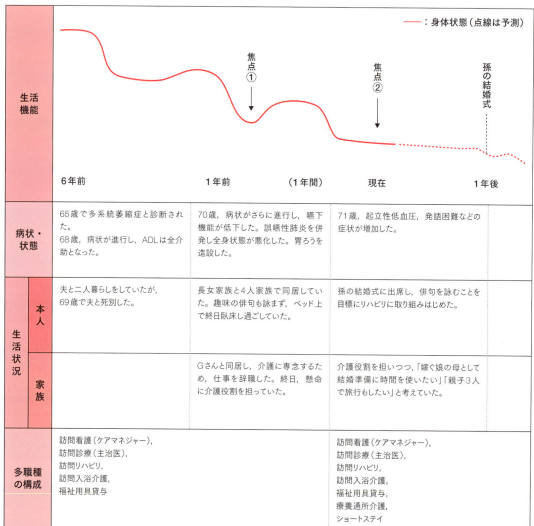

この事例のまとめ

　進行性の難病は，長期にわたるプロセスのなかで生活機能の低下を生じるため，生活のなかに医療を組み込むことが必要となる。本事例のように，医療依存度が高く，重介護が必要となるほど，主体的に生きることが難しくなる療養者への支援は，ヘルスアセスメントを基盤にした予防的かつ予測的な臨床判断によって病状安定を図り，療養者の生きる力を引き出す役割をもつ看護師が中心になって行う必要がある。しかしながら，非がん疾患の病状の予測は難しく，それゆえに医療チームのタッフがそれぞれの専門性や機能を発揮して情報を共有しながら有機的に連携することが重要であり，訪問看護師が少し先を見据えながら人生のターニングポイントを逃さず療養者の人生の目標に添うために適切な医療・ケアの選択ができるように，長期的視点をもってマネジメント機能を発揮することが必要である。

事例

がん終末期にある人への支援

8 正月を家で迎えたい一人暮らしのHさんへのCNM

末期がん患者が望む最期を実現し，本人と家族が満足する看取りにつながった事例

この事例のポイント

　がん対策基本法にもとづき，がん診療連携拠点病院を中心に緩和医療の人材育成や緩和ケアチームの整備が進められている。しかし，在宅緩和ケアについては地域差がある。
　この事例では，緩和ケアの地域連携体制が未整備のなかで在宅療養を望む一人暮らしの男性について，訪問看護が緩和医療と連携をとり，疎遠だった家族をケアに巻き込み，ヘルパー，家族でその男性の在宅療養を支えた。その結果，本人と家族が最期をホスピスで迎えることを決め，妻，娘の家族に見守られながら穏やかに逝った。訪問看護がCNMの中心概念である対象の望みの実現するための円環的アプローチを実践し，やや強引に家族を巻き込むことで家族が変わり，本人と家族が満足な最期を迎えることができた。ホスピス医からの患者サマリーには，訪問看護師への感謝と労いの言葉が添えられ，CNMの実践を通して緩和ケアチームを形成していく実感を得た。

〈Hさんの情報〉

- Hさん（男性，53歳）
- 主疾患：基底細胞がん（皮膚がん）の再発
- 生活保護を受給し，アパートで一人暮らし
- 要介護3
- 頸部に広がった皮膚がんによる疼痛や運動困難があるためか，自ら多くを語らない。

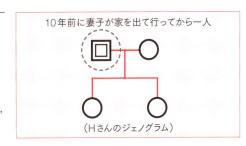

〈Hさんのこれまでの生活〉

　Hさんは，若い頃は大工や道路工事を仕事とし，飲酒が多い生活だった。10年前，妻子が家を出て行ってからは一人暮らしで，その後，妻子とは連絡をとっていない。いまは生活保護を受給しながら療養生活を送っている。
　7年前に基底細胞がんと診断され，切除手術を受けた。その後，左頸部に腫瘤を見つけるが2年ほど放置していた。5年前，がんは頸椎に転移し，リンパ節，僧帽筋，神経節にも浸潤を認め，化学療法を行ったが効果はなく，左胸膜転移，胸水貯留を認めた。腫瘍は頸部周囲に広がり，貧血も強くなったため，治療継続が中止となった。今年2月から，皮膚がんの創処置と疼痛ケアのため訪問看護が開始されたが，7月，肺炎を併発して入院した。肺炎が落ち着いたため，緩和目的でホスピスに転院となった。ホスピスにて体調が戻り，10月にホスピスを退所して自宅療養となった。退所後は，医療保険による訪問看護，介護保険によるヘルパー，ベッド貸与のサービスが開始された。訪問看護は，頸部，肩，胸部の広範囲の腫瘍創のシャワー洗浄と処置ケアのために連日の訪問となった。ヘルパーは，平日1日2回，Hさんの食事調理や家事援助に入った。月2回のホスピス外来受診は，近郊に住むHさんの兄か姉が付き添った。疼痛管理は，オキシコドン塩酸塩（オキノーム®，強オピオイド鎮痛薬）が処方されていた。12月に入り，Hさんは傾眠傾向になり，ヘルパーが準備した食事も手つかずになっていることが多くなった。本人から疼痛の訴えはあまりなかったが，嘔吐したり，頸部周囲の腫瘍創から出血したりするなど，状態が悪化してきたため，訪問看護師は，主治医のホスピス医に連絡し，療養について相談をした。ホスピス医は，緩和目的でのホスピス入所を勧めたが，Hさんは「いま入院すれば正月に家に帰って来られない」という理由でホスピス入所を拒み，在宅療養を続けている。

■ CNMの実際

| 焦点 ① | がん腫瘍部の手当てを継続して受けられ，疼痛が緩和し在宅で療養ができる。 |

●対象の望む生活を実現するための円環的アプローチ

〈Hさんの希望や大切にしていることを確認する〉

　ホスピス医からの再入所の勧めに対して，Hさんが「いま入院すれば，正月に家に帰って来られない」と発言したことから，在宅療養の継続がHさんのいちばんの望みであると判断し，それを支援目標とした。

〈変化に応じた継続的支援のためのモニタリングと評価をする〉

　訪問看護（毎日）と訪問介護（1日2回）を計画し，看護師の観察やヘルパーの報告から疼痛や症状をモニタリングし，緩和と急変による入院を避けるようにした。

●生活安定のための病状管理

〈生活の仕方に合わせた安全な医療処置の仕方を考える〉

　急変による入院を避けるために，がん腫瘍創部からの出血を予測できるよう腫瘍の状態を写真にし，腫瘍の増強を観察した。がんの神経浸潤により反回神経麻痺が疑われるため，鎮痛薬を服用できるか留意した。できるだけ苦痛を与えないよう，創処置やケアの手順書を作成し，一貫したケアの実施に努めた。

●対象が生活者として主体的に生活できるようにする支援

〈今後の療養場所に関する対象の希望を確認する〉

　創部の疼痛やがんの神経浸潤による上肢の運動麻痺があったため，Hさんが自らできることは少なかったが，ヘルパーが1日2回，Hさんの嗜好に合ったものや食べやすいものを選び，食事の準備や家事を行った。一人暮らしのHさんにとって，連日の訪問看護師やヘルパーとのかかわりは，一時Hさんを苦痛から開放し，生きている実感や希望を与えたのではないか。本人の意向を尊重した支援こそが対象の主体的な生活につながる。

●対象中心のチームアプローチ

〈チームで方向性を明確にするための情報共有と合意形成の場をつくる〉

　主治医はホスピス医であり，往診体制はない。訪問看護師は，ホスピス外来の受診時，Hさん本人が病状や疼痛管理についてあまり要望することはないと判断し，受診前日に疼痛や症状コントロールについてホスピス医やホスピスの看護師に情報提供した。

　また，訪問看護師は，Hさんの病状やホスピス入所時期について看護師と電話で相談し，ホスピス医から今後起こりうる問題と対応について文書による説明を受け，今後の方針やホスピス入所の判断，急変時の対応を共有した。

　訪問看護師の発信によって始まった，地域連携室，ホスピス医，看護師とのやりとりを通して，Hさんを中心にした緩和ケアチームがつくられていった。

事例8　正月を家で迎えたい一人暮らしのHさんへのCNM

焦点② 病状が悪化するなかでも「正月を家で過ごす」ことで，別居中の妻が創傷ケアを行う。

●家族のセルフケア能力を高める支援

〈Hさんの希望を家族が理解できるように支援する〉

　Hさんの病状が悪化するなかで「正月を家で迎えたい」という意向を実現するために，訪問看護師は，**年末年始のケアについて別居中の妻に協力を依頼**した。妻は，サインを要するような責任あることにはかかわらない約束で年始年末と休日の腫瘍創の**ガーゼ交換だけを引き受けた**。しかし，**妻は正月には，帰省した娘と孫を連れてHさんを訪れ，家族と対面**し，ともに過ごす時間をつくるなど，ガーゼ交換以上の家族ケアを提供した。その後の役所の社会福祉課での面談では，Hさんは生活保護調査員に「年越しができてよかった。次に医師からホスピスの入所を勧められたら入所する」と話し，家族がケアに参加したことに満足していることがうかがえた。

　疎遠だった妻が，家族としてHさんのケアや療養生活を支えるに至った。Hさんは自分のことや家族について多くを語らなかったが，「正月を家で」という意向には，疎遠になってしまった家族への思いがあったのであろう。やむをえず家族に依頼したケアへの協力が，結果的に家族の潜在的な力を引き出すことになり，疎遠だった家族を結びつけた。

焦点③ 本人が望む最期を穏やかな気持ちで迎えることができる。

●対象が生活者として主体的に生活できるようにする支援

〈今後の療養場所に関する対象の希望を確認する〉

　生活保護調査員との面談の翌日には，Hさんは痛みのために起き上がることもできず，鎮痛薬も飲み込めなくなるなど，症状がさらに悪化した。その様子を見た妻が訪問看護師に，Hさん本人と相談し，**ホスピスへの入所を決めた**ことを伝えた。妻は当初，サインなどの責任あることはしない約束であったが，Hさんに**療養場所の希望を確認し，ホスピス入所の手続きをし，Hさんに付き添い入所**させた。家族が本人の療養場所の意思決定を支え，それに沿うことで，Hさんは最期まで主体的な生き方ができたといえる。

●対象中心のチームアプローチ

〈チームのメンバーシップを育てる〉

　Hさんが亡くなった後，**ホスピス医から訪問看護師に送られた患者サマリー**には，Hさんが家族皆に見守られて亡くなられたこと，本人の希望どおりに正月を自宅で迎え，長女の双子の孫とも対面できたことに，**Hさんが訪問看護師への感謝**を述べていたことが記され，ホスピス医からも**訪問看護への感謝と労いの言葉**が書き添えられていた。このようなかかわりや成果から，実践を通して地域緩和ケアのチーム体制がつくられていく実感を得た。

第3章　継続看護マネジメント（CNM）の事例

■ CNMの展開

CNMの焦点	根拠	実践	結果
焦点① がん腫瘍部の手当てを継続して受けられ，疼痛が緩和し在宅で療養ができる。	Hさんは，腫瘍創の疼痛やがんの神経浸潤による上肢の運動制限がある。一人暮らしの療養生活を支えるために，生活支援や医療などにかかわる職種が連携をとることで，Hさんの在宅療養が継続できる。	●対象の望む生活を実現するための円環的アプローチ ・在宅療養の継続を目標に訪問看護と介護を計画し，症状や生活のモニタリングと評価を行う。 ●生活安定のための病状管理 ・病状悪化や急変による入院を防止するため，腫瘍創や合併症を観察する。 ●対象が生活者として主体的に生活できるようにする支援 ・Hさんの意向を尊重した支援を行う。 ●対象中心のチームアプローチ ・疼痛緩和や今後起こりうる問題と対応を，ホスピススタッフと情報共有する。	・腫瘍創の出血など危険な合併症を起こさなかった。 ・食べやすいものを1日1回は食べているが，摂取量は少ない。 ・毎日の訪問看護と1日2回の訪問介護を受け，在宅生活を維持できた。 ・訪問看護，地域連携室，ホスピス医，看護師の連携により，症状や緩和の相談対応ができた。
焦点② 病状が悪化するなかでも「正月を家で過ごす」ことで，別居中の妻が創傷ケアを行う。	Hさんの在宅療養を継続するために，家族の支援を検討する。	●家族のセルフケア能力を高める支援 ・疎遠な家族に，負担や責任を負わせない約束で，年末年始と休日の腫瘍創のガーゼ交換のみを依頼した。	・年末年始には妻が腫瘍創をケアし，Hさんは娘家族とも対面できた。
焦点③ 本人が望む最期を穏やかな気持ちで迎えることができる。	終末期ケアの目標は，Hさんにとって満足や納得のいく最期を迎えることである。一人暮らしで家族と疎遠なHさんの最期を整えていく支援が重要である。	●対象が生活者として主体的に生活できるようにする支援 ・病状の進行に沿って，今後の療養場所に関する希望を確認する。 ●対象中心のチームアプローチ ・ホスピスとの連携を通して，緩和チームのメンバーシップを育てる。	・Hさんは妻と相談してホスピス入所を決め，家族に見守られて逝った。 ・ホスピス医のサマリーにはHさんの訪問看護への感謝の言葉が書き添えられていた。

■ CNMによる変化

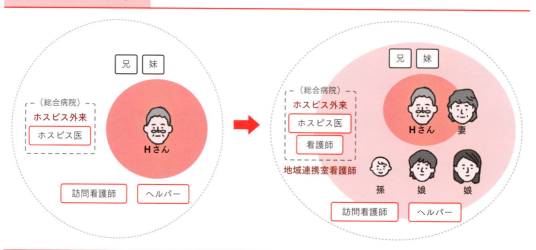

事例8　正月を家で迎えたい一人暮らしのHさんへのCNM

[Hさんのトラジェクトリ　——病状の変化とHさんの全体像をとらえる]

……：身体状態，——：心理状態　（点線は予測）

焦点① 焦点② 焦点③ 死亡

生活機能								
経過	47歳 在宅	49歳	52歳の2月 訪問看護開始	7月 ホスピス入所	10月 在宅療養，訪問看護再開	12月 ホスピス入所拒み，在宅療養継続	53歳の1月　ホスピス入所	
病状・状態	基底細胞がんと診断され，切除手術を受けた。	見つけた腫瘤を放置していた。頸椎転移により化学療法を受けた。	腫瘤が増加した。副作用が強く化学療法は中止となった。創処置ケアのための訪問看護を開始する。	肺炎を併発した。大学病院に入院後，ホスピスに入所する。	症状が落ち着き自宅療養となる。症状管理，創処置のため，連日の訪問看護を受ける。	全身状態が悪化しホスピス入所を勧められるが，在宅療養を継続した。	食事がとれず，傾眠傾向となった。	さらに全身状態が悪化した。ホスピス入所1週間後，妻，娘家族に見守られ亡くなった。
生活状況 本人					症状から予想される疼痛や苦痛の訴えはない。	「入所したら家に帰れない。正月を家で迎えたい」	「年越しできてよかった。医師に勧められたら入所する」	「こんなに動けなくなるとは思わなかった。入所したい」
生活状況 家族						「責任あるケアは引き受けない」	正月に娘と孫を連れて訪問。家族と時を過ごす。	「まったく動けなくなっている。入所させたい」
多職種の構成			訪問看護師		訪問看護師，地域連携室看護師，ホスピス外来看護師，ホスピス医（主治医），Hさんの兄姉（受診送迎），ヘルパー，別居中の妻（年始年末の創処置），ケアマネジャー，市福祉課（生活保護支給支援）			ホスピス医，ホスピス看護師，訪問看護

第3章　継続看護マネジメント（CNM）の事例

• **この事例のまとめ** •

　トラジェクトリにあるように，Hさんの経過を振り返ると，病状の進行悪化に伴い身体状態のラインは急降下していくのに反して，心理状態のラインはある程度の高さを維持した。それは，訪問看護によるCNMの円環的アプローチによって家族のケアを引き出し，在宅療養を支え，最期はまったく会うことがなかった家族に見守られて逝くことができたことから，Hさんと家族にとって満足した療養や看取りであったと考えたからである。

　在宅緩和ケアや緩和ケアチームの整備が急がれているが，この事例の訪問看護のように，対象の望む生活の実現のために必要とならば自ずと関係部署との情報提供や連携が生まれることを知った。体制ありきでなく，実践のなかで，とくにCNMによるダイナミックな実践が関係者の連携を強めることで，相互の信頼を生み，より強いケアチームの形成につながっていく。

> 事例

神経難病の人への支援

9 できるかぎり仕事をしたいと願う壮年期独身のALS患者Iさんへの CNM

Iさんの考える「生きる」を理解し，ピアサポートも含めて支えていった事例

この事例のポイント

　壮年期の独身ALS患者であるIさんにとっての仕事は，生活の糧だけでなく，自己実現や社会との接点の場であると外来看護師はとらえ，Iさんにかかわっていった。Iさんと信頼関係を築けるよう外来看護師は，外来での意図的なかかわりをあえて説明し，Iさんの考えや気持ちを教えてもらえるよう接していった。症状の進行に伴い，揺れ動くIさんの気持ちを推し量りつつも，意思を反映できるように一歩先の意思決定を支援していた。

　ALS患者が支援者なしで療養生活をしていくことは困難である。この事例のIさんは，ALSを発症するまで，いつでも前向きに自分らしく人生を切り開いてきた。人生の最後まで自分の思いや考えで人生を切り開いて生活できるよう，Iさんの病状より先をいく同病者のYさんや遠方在住の親友との交流を図りながら，他の患者とは違う職種（司法書士・社会労務士）にもIさんを支えてもらっている。司法書士は，Iさんの財産管理などを行うためにチームに入っており，法的代理人でもある。Iさんが自分自身で流暢に話せなくなっても，サポートメンバーがIさんの「生きる」を理解し，支援できるように行っているCNMが，この事例の特徴である。

〈Iさんの情報〉

- Iさん（女性，45歳）
- 主疾患：ALS（筋萎縮性側索硬化症）
- 専門知識をいかして働く会社員である。
- マンションに一人暮らしをしている。
- 父親は生後間もなく亡くなっている。母親とは疎遠で，兄弟姉妹はいない。
- 遠方に住む大学時代の親友が精神的サポート役である。

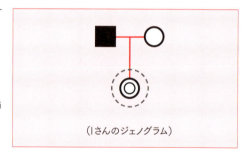

（Iさんのジェノグラム）

〈Iさんのこれまでの生活〉

　Iさんは大学を卒業後，大学で得た専門知識をいかす職場で働いている。その専門知識や経験をもとに，大学で授業をすることもある。社会人として安定した身分でもあり，Iさん自身もやりがいをもって働いていた。独身であるため，雇用が安定している現在の職場で定年まで勤務継続したいと願っていた。

　Iさんの母親は夫を早くに亡くしたため，子どもを近所に住む両親に預けて働いていた。幼少期にいっしょに過ごす時間が少なかったせいか，Iさんと母親のあいだには距離があり，会うのは年に数回でほとんど連絡をとることもない。兄弟姉妹はおらず，近所に助けてくれそうな親戚などもいない。大学時代の親友と連絡をとり合い，いっしょに旅行にも出かける仲であるが，遠方に住んでいる。

　Iさんには，数年前から下肢を引きずる症状が出ていた。仕事に大きな支障が出ることもなく経過していたが，1年くらい前から歩行が安定しなくなり，職場で心配されることも増えてきたため，整形外科を経て神経内科を受診したところ，ALSと診断された。中間管理職のIさんは任される仕事も多く，症状の波により仕事が十分にできないことも増えてきている。職場も労働環境などを配慮したいとは考えているが，具体的にどうしたらいいかわからずに困っていた。

■ CNMの実際

| 焦点 ① | ALSを抱えながらも，支援を得ながらできるかぎり仕事を続けることができる。 |

●対象の望む生活を実現するための円環的アプローチ

〈Iさんの希望や大切にしていることを確認する〉

　Iさんはゆっくりと進行するタイプのALSである。独身だったこともあり，職場の仲間や一人で外食することも多く，自由な生活を送っていたが，病状の進行によってこれまでの生活が大きく変化していくことを予測し，CNMを開始した。

　まず外来看護師は**退院直後からIさんに声をかけ，診察に同席することで，Iさん自身のことと，Iさんがいま考えている生活像について数カ月かけて理解していくことにした。**

　外来看護師は，「退院されてからおからだに変化はありませんか？」と外来で診察を待つIさんに声をかけた。Iさんは受診後，職場に戻るとのことで，パンツスーツを着ていた。看護師に声をかけられ，Iさんは少し驚いた様子だった。「なかなか病名がわからず，今回の検査入院で病名がわかりましたが，驚かれましたか？」と看護師はIさんに声をかけた意図が伝わるように質問した。Iさんは軽く頷き，「病気がわかったことはホッとしました。だけど，この病気でないことを願っていたのでショックです。ただ，いまは大した症状もないので，本当にそうなのかと疑ってもいます」と素直にいまの気持ちを教えてくれた。

　受診のたびに，仕事の状況や家族のことなどを少しずつ教えてもらい，借家であるアパートで，今後どのように生活していくのかを考えていった。どのような選択肢があるのかイメージがわかないだろうと想像し，外来看護師が説明するだけでなく，地域連携室の医療ソーシャルワーカー（MSW）と面談をし，サービス付き高齢者住宅なども含めて選択肢の提示を受けた。Iさんは，「最近はこんなものがあるんですね。ただ料金が予想より高く，ずっと生活していくのは難しそうです」と外来看護師に話した。

〈Iさんから信頼される存在になる〉

　外来看護師はIさんに，困ったことがあれば受診時に相談して欲しいこと，急いで相談することがあれば電話で相談を受けられることを外来の電話番号とともに伝えた。**また，外来看護師は支援できることに限りがあることも伝え，状況をみながら早めに介護保険を申請し，担当のケアマネジャーをつけることを提案し，Iさんは了承した。**

●対象中心のチームアプローチ

〈目標達成に貢献するチームを編成する〉

　外来看護師はまず，院内でIさんのサポートをしてくれるチーム体制をつくった。主治医と外来看護師だけではサポートが不十分なため，地域連携室MSWにも担当としてチームに加わってもらった。

〈チームアプローチの方向性を明確にするために，情報共有と合意形成の場をつくる〉

　Iさんは壮年期で仕事に熱心に打ち込んでいる一方で，独身で独居生活をしており，サポートできる人が現在はいないことをチーム内で情報共有した。

・主治医「ALSとしては進行が遅いタイプだろう。今後さまざまなサポートが必要となる」
・外来看護師「親も含めた関係性とサポート者（親戚・友人など）がいないかを確認していく。仕事を継続するためのサポートも必要である」
・地域連携室MSW「公的資源（指定難病）については早めに説明し，申請してもらう。身体障害者手帳・介護保険の申請は，状況をみながら声をかけていく。先を見据えてケアマネジャーも探しておこうと思う」

また，診察の際に職場の上司に同席してもらう機会をつくることができ，主治医から職場環境に関するアドバイスを伝えることができた。

〈生活ニーズとサービスをつなぐ方法を提案する〉

　ALSであるが，病気の進行がゆっくりであったため，Iさんがじっくり考える時間をとれるようにかかわっていった。外来看護師は，いまIさんに起こっていること，Iさんが気になっていることを一緒に解決できるように，問題を整理し，相談窓口を明らかにした。また，Iさんのプレッシャーにならないよう，サービス付き高齢者住宅なども含めた引っ越しの決断など急いで決定する必要のないことには，何度も触れることがないよう十分に留意した。

　Iさんに相談窓口が複数あることを伝え，それぞれどのように使い分けていけばよいのかを伝えた。Iさんは気になったことがあれば，自分で予約をとって地域連携室MSWに相談にいくこともあった。

焦点 ②　仕事・支援者・同病者との交流を通して，Iさんらしい療養生活を送ることができる。

●生活安定のための病状管理

〈症状が安定するようコントロールする〉

　Iさんのいちばんの不安は，病気の進行速度が読めないことであった。自力歩行ができなくなることは，独居のIさんにとって大きな問題であった。

　ALSの根本治療はないが，進行を抑えられるよう，早期に特定疾患医療受給者証の交付を受け，治療薬であるリルテック®の内服，ラジカット®の投与などを行った。ラジカットの導入直後にはポート造設も行い，ラジカット点滴はポートから投与できるようになった。しかし，しばらく投与しても症状改善の自覚はほとんどなく，むしろ脱力などで自覚症状が悪化することが増えてきた。仕事と点滴にかける時間の兼ね合いも考え，主治医と相談し，Iさんは11カ月でラジカット点滴を中止した。

　期待していたラジカット点滴で思うような結果がでず，Iさんは落胆していた。さらに下肢筋力の低下も起こり，広い院内を歩いて移動することができなくなり，ある日車椅子で受診に来た。今後の生活を考えることも，外来看護師には困難にみえた。

●対象が生活者として主体的に生活できるようにする支援

〈今後の療養場所について，Iさんの希望を確認する〉

　Iさんは初回受診時から，自身の生活を考えるうえで仕事の継続が重要であることを再三看護師へ伝えていた。これまでは自力でなんとか生活できていたが，今後それが困難になることは疾患の特徴からも明らかである。Iさんが納得のいく選択ができるよう，家族のいる患者よりずっと早期に，療養場所の選択をともに考えていくようにした。

　Iさんは身体障害者手帳が交付された。また，要介護3との認定を受け，出勤準備のためにヘルパーを利用することで，仕事を継続することができた。治療や処置に関することは外来看護師が，療養生活に関することはケアマネジャーが中心となりかかわっている。Iさんの財産管理を含む今後のことを考慮して，法律の専門家にチームに加わってもらった。

〈Iさんが自身の健康状態を認識し，生活の変化を自覚できるよう支援する〉

　Iさんは，ALS診断直後に難病連が主催する患者会へ参加していたが，参加していた患者と病状や年齢が大

きく異なることで，自分に置き換えて考えることができなかったと外来看護師へ話してくれた。外来看護師はこのことを思い出し，年齢も近く，独居で生活を継続しているALSのYさんとの面談を立案した。

Iさんより病状が進行しているYさんと面談することは，Iさんにとってショックが大きいのではないかと主治医・外来看護師を交えてカンファレンスを何度も行った。医療チームはYさんが了承してくれれば，面談をすることが双方に良い効果を生むのではないかと判断した。Yさんに依頼をすると「いまの私にできることは，これまで私が辿ってきた道のりを少しでも楽に進んでもらえるようお話しすることだから，ぜひさせてほしい」と，役割を喜んで引き受けてくれた。

Iさんは，Yさんから「ALSという病気を隠さず，オープンでいたら，自分が楽かな。自分でできなくなったことは，助けてもらえばいい。人にお願いすることができれば，まだまだ自分らしく生きられると思う」とアドバイスを受けた。同席していた外来看護師は，Yさんの言葉は医療者が想像した以上にIさんの心に届いていると，表情から理解できた。下肢筋力の低下が起こりはじめていたIさんも，「Yさんとお話できてよかった。（自分が）できないことに執着していることに気づかされた」と，現状を前向きにとらえ直すきっかけになった。

■ CNMの展開

CNMの焦点	根拠	実践	結果
焦点① ALSを抱えながらも，支援を得ながらできるかぎり仕事を続けることができる。	・神経難病は進行性のため，病状に合わせたさまざまなサポートが必要である。 ・壮年期のIさんには，職場環境の調整や，これまでどおりの生活が保障されるよう社会保障の申請が必要である。	●対象の望む生活を実現するための円環的アプローチ ・Iさんの希望や大切にしていることを確認する。 ・Iさんから信頼される存在になる。 ●対象中心のチームアプローチ ・目標達成に貢献するチームを編成する。 ・チームアプローチの方向性を明確にするために，情報共有と合意形成の場をつくる。 ・生活ニーズとサービスをつなぐ方法を提案する。	・主治医，外来看護師，医療連携室MSWを，相談する内容によって使い分けられるようになった。 ・診察に職場の上司も同席し，主治医から職場環境に関するアドバイスを伝えた。
焦点② 仕事・支援者・同病者との交流を通して，Iさんらしい療養生活を送ることができる。	・療養場所などの生活に関すること，胃ろう・気管切開・人工呼吸器などの医療に関することなど，さまざまな意思決定が必要となる。	●生活安定のための病状管理 ・症状が安定するようコントロールする。 ●対象が生活者として主体的に生活できるようにする支援 ・今後の療養場所について，Iさんの希望を確認する。 ・Iさんが自身の健康状態を認識し，生活の変化を自覚できるよう支援する。	・出勤準備のためにヘルパーを利用し，出勤可能になった。 ・治療や処置に関することは外来看護師が，療養生活に関することはケアマネジャーが中心に調整している。 ・同病者のYさんによるピアカウンセリングと存在自体が精神的な支えとなっている。 ・動けなくなったときのことを想定し，法律の専門家もチームに加わった（財産管理など）。

第3章　継続看護マネジメント（CNM）の事例

■ CNMによる変化

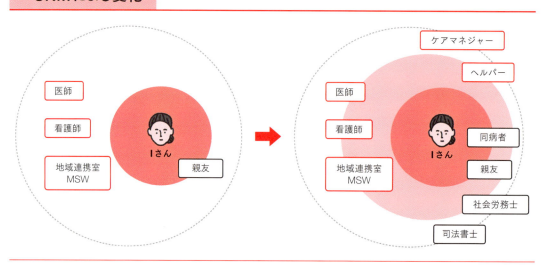

事例9　できるかぎり仕事をしたいと願う壮年期独身のALS患者Iさんへの CNM

[Iさんのトラジェクトリ　——病状の変化とIさんの全体像をとらえる]

——：身体状態，　——：心理状態　（点線は予測）

生活機能						
病状・状態	数年前から下肢を引きずっていた。その後，歩行が安定しなくなる。	整形外科を経て神経内科を受診し，ALSと診断された。	ラジカットの効果より副作用のほうが大きく，投与を中止する。	ラジカット投与の中止で下肢筋力の低下が進み，車椅子での受診となった。	要介護3の認定を受け，出勤準備にヘルパーの利用を開始した。	同疾患で療養中のYさんと面談する。
本人の生活状況		「病気がわかったことはホッとしました。だけど，この病気でないことを願っていたのでショックです」	期待していたラジカットの効果を得られなかったことに落胆する。	自身の生活を考えるうえで，仕事の継続が重要であるという考えは変わっていない。	遠方在住の親友に連絡をして気分転換している。	「できないことに執着していることに気づかされた」と，現状を前向きにとらえる。
多職種の構成		主治医，看護師，地域連携室 MSW	主治医，看護師，地域連携室 MSW，ケアマネジャー		主治医，看護師，地域連携室 MSW，ケアマネジャー，ヘルパー	主治医，看護師，地域連携室 MSW，ケアマネジャー，ヘルパー，同病者 Yさん，司法書士，社会労務士

第3章　継続看護マネジメント（CNM）の事例

● この事例のまとめ ●

　神経難病の患者を支えるにあたり，対象がどのように「生きる」ことを考えているのかを，早期から話し合っていく過程が重要である。外来は，治療と生活の中間に位置しており，継続看護マネジメントの要となる部門であると考える。胃ろう造設や気管切開などは根本治療ではないため，意思決定をしていく過程でさまざまな倫理問題を引き起こすことも多い。本人・家族のそれぞれから思いを聴き取り，調整していくことも必要である。この事例の場合は，Iさんが一人でこれらを決めていかなければならず，不安や戸惑いもあった。そのなかで，同病者であるYさんの力を借りることによって，考えが整理されたり，気持ちが安らいだりしていた。患者を支えるのは，家族や医療福祉専門職だけでないことに気づかされた。今後は家族の意味や価値の多様性を認め，あらゆる角度から支援の方法を考える柔軟な思考と実践が医療福祉連携職に求められると考えられる。

事例 10

希少難治性疾患の小児と家族への支援

医療的ケアを必要としながら成長・発達していくJくんと家族へのCNM

地域の資源を活用しながら児と家族の生活を広げ，エンパワメントにつながった事例

この事例のポイント

　表皮水疱症は，少しの刺激や摩擦で全身の皮膚や粘膜がはがれ，水疱やびらんを繰り返す希少難治性疾患である。有効な治療法はなく，対症療法がおもな治療である。これら長期的に継続的な医療的ケアが必要な小児には，医療だけでなく，その児らしい成長・発達を促す保健や福祉，教育などを含む地域のネットワークが不可欠である。それは児のためだけでなく，家族それぞれの生活を広げ，家族としてエンパワメントするために重要で，疾患をもつ児を含む家族の生活と，児の状態に応じた医療を統合するマネジメントが欠かせない。

　本事例は，成長に伴い活動範囲・活動量が拡大する児に対応した医療的ケアを検討するとともに，つねに児と兄弟の成長・発達に視点を置いて支援し，1年後の小学校入学を見据えた地域に対する働きかけも含めて訪問看護師が実施したCNMである。また，難治性疾患の小児を抱える母親は一人でその役割と責任を抱え込むことも多い。本事例の母親も仕事をしたい気持ちを抑えて，その役割を抱え込み頑張っていた。訪問看護師は，母親，夫，祖母の家族役割に関する相互理解と共有を促し，母親の仕事復帰の体制も整えた事例である。

〈Jくんの情報〉

- Jくん（男児，4歳9カ月）
- 3人兄弟の三男で，両親，祖母との6人家族
- 主疾患：表皮水疱症（単純型）。口腔粘膜などへの症状はなく成長・発達に問題はない。
- 総合病院の皮膚科と小児科を受診し治療中。約半年前に小児科医の指示で訪問看護を導入した。

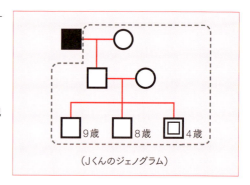

（Jくんのジェノグラム）

〈Jくんのこれまでの生活〉

　Jくんは，出生時に表皮水疱症（単純型）と診断された。本疾患は遺伝子異常が原因であることが多いが，両親や2人の兄に同様の疾患はなく，Jくんは突発的な発症の単純型で成長とともに軽快するだろうといわれている。皮膚科と小児科を受診しながら症状の増悪に対応しており，自宅での処置は母親がほぼ一人で担っている。約1年前に局所感染により皮膚症状が悪化した際，小児科の紹介で訪問看護が導入された。

　家族は仲が良く，会社員の父親は休日に出勤することも多いため，60歳代の祖母と母親が家事や育児を協力して実施している。2人の兄はサッカー教室に通っており活発で，Jくんも兄とサッカーをしたい様子であるが，運動による発汗で水疱形成を助長するため屋内での遊びが多くなっている。家族は，成長に伴いJくんの活動範囲・活動量が増加することを喜んでいる一方で，活動範囲の拡大に伴う症状悪化が多くなっていることを心配もしており，母親はつねにJくんに付き添っている状況である。母親はJくんの出産まで会社員として勤務しており，育児休暇後は職場復帰する予定であったが，Jくんの世話のため職場復帰せず育児に専念している。

■ CNMの実際

焦点 ①　感染などを起こさず，Jくんが自立して活動する範囲を拡大させることができる。

●生活安定のための病状管理

〈Jくんの活動や状態に合わせた処置・管理方法を検討し，家族が実践できるよう支援する〉

　Jくんは，3歳を過ぎた頃から活動範囲・活動量ともに増加した。活動に伴う摩擦や発汗も増え，水疱形成・びらんが増加することが多くなっていた。母親は，Jくんが屋外から戻ると刺激の少ない衣服を準備して更衣させ，掻痒感によって掻爬しないようにするなどの日々のケアに加えて，1日に複数回の軟膏塗布や創傷被覆材の交換などの医療的ケアを行うなど，細やかな対応によって感染徴候はなく経過していた。水疱形成は手足のみならず顔や体幹など全身に汎発し，医療的ケアには1時間近くかかる場合もある。まれに足底部に水疱形成する場合があり，内容液を排出しないと痛みで歩けない状態となる。新たに水疱形成した部分の局所処置は痛みを伴う場合もあり，Jくんは医療的ケアを嫌がる様子を見せることが多くなった。3歳の夏には，活発に動き発汗が多かったことから局所感染を起こした。局所感染のため医療的ケアの回数が増加したことと，嫌がるJくんの医療的ケアを母親一人で実施するのが困難となったことから，4歳3カ月時に週3回の訪問看護が導入された。

　母親は「訪問看護は寝たきりの高齢者が利用するものと思っており，小児，とくに元気に動くことができるJが利用できるとは思わなかった」と話した。訪問看護導入当初は，医療的ケアを訪問看護師に委ねることに不安を感じていた様子であったが，歌や遊びを取り入れてJくんの気持ちを和ませながら医療的ケアを実施してくれることや，訪問看護の導入によって感染症状が軽快したことから，訪問看護師に信頼を寄せるようになり，生活のこと，Jくんの成長のことなども相談するようになった。活動範囲が拡大することで症状の悪化につながることもあるため，活動量が増加することを母親として素直に喜べない気持ちもあり，ジレンマに陥ることなども語られた。このような母親の気持ちに寄り添い，活動に応じて医療的ケアを実施することの大変さと不安感に理解を示しながら対応した。Jくんも，医療的ケアを手際よく実施し，入浴などの保清ケア時には遊びを取り入れながら対応する訪問看護師の訪問を楽しみにしていた。小児にとって，毎日繰り返される医療的ケアが苦痛な時間であることは大きなストレスになり，成長・発達にも良い影響は与えない。**Jくんにとって必要不可欠で今後も長期に毎日続く医療的ケアは，できるだけ苦痛が少なく，遊びを取り入れながら楽しい時間にもなるような工夫が必要で，それを実践していくことは訪問看護師と親子との信頼関係を構築する基盤になっていた。**Jくんは活動範囲が拡大し，皮膚症状の憎悪と軽快を繰り返しながらも症状に応じた医療的ケアの実施が生活に組み込まれ，発汗した場合は自分から着替えを伝えられるようになるなど，病気と付き合いながら日々成長している様子がみられた。

焦点 ②	活動状況に合わせた医療的ケアを家族が協力して実施でき，母親が仕事に復帰できる。

●対象の望む生活を実現するための円環的アプローチ

〈母親が，兄弟3人の母として過ごしながら仕事に復帰できるよう調整する〉

　母親は，Jくんのことだけでなく，上の2人の兄たちへの対応にも悩んでいることを訪問看護師に語った。Jくんが誕生してから，Jくんの世話を中心に日々が回っており，上の兄2人はサッカー教室に通っているが，他の親子のようにそれに付き添うこともできないでいた。屋外で気温が高いサッカーの練習場にJくんを連れていくことには不安が高く，祖母が付き添っていた。周りは母親が来ていることが多かったため，兄2人に寂しい思いをさせていると感じていた。また，母親はJくんの育児休業後は仕事に復帰する予定であったが，復帰を諦めて育児に専念してきた。本当は少しでも仕事をしたいと考えていることは夫・祖母も理解しており，それに反対しているわけではないが，Jくんの医療的ケアは母親しかできないと思っていたため，仕事復帰は無理なものと家族全員が思っている状況であった。母親・祖母から状況を聞くと，Jくんの更衣や爪の手入れ，入浴などの日常的なケアは祖母が実施することも多く問題なかったが，軟膏塗布と創傷被覆材の交換などの医療的ケアは祖母に経験がなく，祖母自身「自分が（医療的ケアを）できれば母親が兄のサッカーに付き添うこともできるし，症状を見て対応する方法がわかれば母親の仕事復帰も後押しすることができる。ただ，自分にできるかわからない」と，医療的ケアへの不安をもっていた。母親は祖母のことを信頼しているが，医療的ケアは自分の責任で実施しなければならないと考えており，医療的ケアを委ねることについては「委ねたくないという気持ちより，申し訳ないという気持ち」とのことであった。しかしながら，今後も長期的に医療的ケアの必要性が継続することや，兄弟3人の母親として過ごす時間の重要性の認識は，母親，父親，祖母で共有していた。**訪問看護師は，母親と祖母の気持ちを代弁しながら家族の意思決定を支援し，祖母と医療的ケアを役割分担しながら，母親が非常勤でも仕事に復帰できる体制をつくっていく準備をすることとなった。**

●家族のセルフケア能力を高める支援

〈母親のみでなく，祖母もJくんへの医療的ケアを実施できるよう支援する〉

　訪問看護師が祖母に医療的ケアの方法を指導し，実施できるように支援した。祖母にとって，Jくんが痛がる処置を実施することには，「かわいそう」との思いから困難感が高かったため，まずは痛みのない部分から実施してもらい，痛みを伴うことが多い足底部の水疱の処置などは訪問看護師が実施するなど，祖母の状況に合わせて段階的に指導していった。サッカー教室の曜日には訪問看護を導入し，母親が安心して兄たちと出かけられる状況を設定した。訪問看護師の見守りのもと，祖母は2～3カ月かけて医療的ケアの実施に徐々に慣れ，観察や局所症状に応じた保清ケアや軟膏選定も行い，転倒などによって皮膚出血した場合の対応もできるようになった。

　母親がサッカーの練習に付き添うようになり，兄2人はとてもうれしそうな様子だと祖母は訪問看護師に伝えてくれた。母親もそれまで他の母親たちと交流することが少なかったため，他の母親たちとの交流も広がり，兄たちの小学校での様子も話せるようになったと祖母に感謝していた。**母親と祖母が役割を分担しながら協力できることは，医療的ケアの役割を分担するだけでなく兄たちに良い影響をもたらした。**さらに，母親が仕事に出られる体制の整備にもつながり，「非常勤で少しずつ仕事に出てみたい」と気持ちの変化につながった。

事例10　医療的ケアを必要としながら成長・発達していくJくんと家族へのCNM

| 焦点 ③ | Jくんが同年代の子どもと遊ぶ機会が増え，小学校入学に向けて交流が広がる。 |

●対象中心のチームアプローチ

〈Jくんと母親が安心して子育て支援センター事業に参加できるよう体制を整備する〉

　Jくんの小学校入学を約1年後に控えた頃，Jくんは近所の公園で同じ年頃の子どもと遊ぶことを楽しんでいた。しかし，子どもたちの多くが保育所・幼稚園に通っており，日中は遊ぶ相手がいない状況であった。4歳9カ月の現時点で皮膚症状は悪化・軽快を繰り返してはいたが，母親と祖母が分担しながら医療的ケアをできるようになっており，訪問看護は週1回のみであった。

　医療的な対応に問題はないが，Jくんの成長・発達を考えると，小学校入学に向けてJくんの疾患を理解してもらうこと，同年代の子どもとの交流が広がることが重要で，その支援が必要であった。小学校で同級生となる子どもたちが通っている近所の子育て支援センターのサークルに参加することがよいと思われたが，以前に参加した際に，サークルの保育士や母親たちから「(全身の水疱形成を見て)感染する疾患ではないか?」と言われたことが母親にとってつらい経験となっており，参加を躊躇していた。Jくん親子の参加に向けて，まず訪問看護師から子育て支援センターのサークルを担当している保育士と看護師に相談を申し入れ，疾患や注意点について説明し理解を得た。参加している母親たちにはサークルの看護師から声をかけて，理解を得られるようにしてもらった。母親は週に3回程度の非常勤で仕事を再開しているため，Jくんとおもに祖母が一緒に通うこととなった。サークルには同年代の子どもが多く参加しており，訪問看護師はJくんにとって交流が広がる良い機会であるし，祖母とともに参加している子どもも多く，祖母同士の交流の場にもなると考えていた。**屋内から戸外に出て，同年代の子どもたちと遊ぶ機会を増やし，地域の関係者や母親たちにJくんのことを理解してもらう機会が増えることは，小学校入学に向けて必要な準備であった。**

第**3**章──継続看護マネジメント（CNM）の事例

■ CNMの展開

CNMの焦点	根拠	実践	結果
焦点① 感染などを起こさず、Jくんが自立して活動する範囲を拡大させることができる。	・活動の拡大に伴い、水疱やびらんなどの症状が悪化することが多くなっている。	●**生活安定のための病状管理** ・活動に合わせた処置とJくんの状態に応じた管理方法を検討し、実践できるよう支援する。	・発汗時の更衣や処置の必要性をJくんが理解し、伝えるようになったことで、感染を起こさず、活動を拡大することができた。
焦点② 活動状況に合わせた医療的ケアを家族が協力して実施でき、母親が仕事に復帰できる。	・Jくんの処置は母親がほぼ一人で担い、兄2人に母親として接する時間がない。 ・祖母は、母親の仕事復帰に協力したいが、医療的ケアは実施したことがなく自信がない。	●**対象の望む生活を実現するための円環的アプローチ** ・兄弟3人の母として過ごしながら、仕事にも復帰できることを家族の目標として調整する。 ●**家族のセルフケア能力を高める支援** ・Jくんに医療的ケアを実施する役割を母親のみでなく祖母も担い、実施できるよう支援する。	・祖母が医療的ケアを実施できるようになり、母親と協力しながら家族で役割分担ができる体制となった。 ・母親が非常勤で仕事に出られる体制が整った。
焦点③ Jくんが同年代の子どもと遊ぶ機会が増え、小学校入学に向けて交流が広がる。	・自宅屋内で遊ぶことが多く、近所の子どもと遊ぶことを楽しみにしているが、その機会がない。 ・以前に子育てサークルで皮膚症状を感染性疾患と誤解され、母親にとってつらい経験となっている。	●**対象中心のチームアプローチ** ・地域の子育て支援センター事業に参加できるよう、地域関係者や参加者にJくんの疾患の理解を働きかけ、安心して利用できるような体制を整備する。	・子育て支援センターにJくんと母親、祖母が参加でき、Jくんと同年代の子どもの交流が広がった。 ・子育て支援センターの保育士と看護師、母親たちに、Jくんの疾患や活動するうえでの注意点に関する理解が高まった。

第3章 継続看護マネジメント（CNM）の事例

■ CNMによる変化

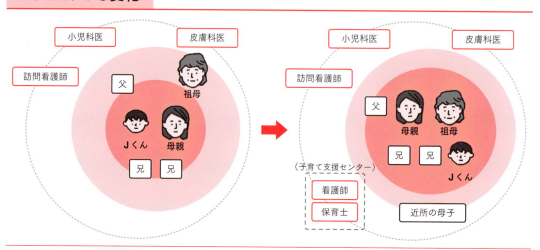

[Jくんのトラジェクトリ ――病状の変化とJくんの全体像をとらえる]

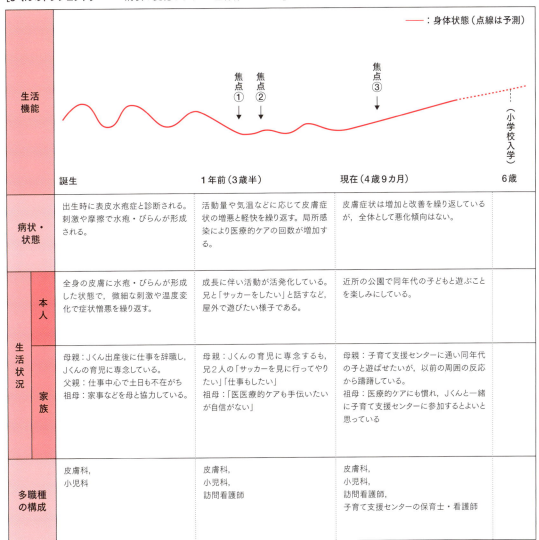

この事例のまとめ

　希少難治性疾患の小児のケアは，本事例のように母親が一人で担っていることが多い。希少な疾患であることから，周囲に同じ疾患をもつ児はおらず，母親は誰にも相談できない困難感を抱え込んでいる。時には，疾患に対する周囲の無理解からつらい経験をすることさえある。長期にわたり医療が必要であるため，成長・発達に伴い，その医療やケアのあり方も変化・対応させながら生活のなかに組み込む必要があるが，それには医療専門職の適切なマネジメントが欠かせない。このような希少難治性疾患の小児のケアは，さまざまな困難を抱えた生活を理解したうえで，家族としてどうあればよいのかを家族自身が考え，その場その場でより良い選択をしていけるように意思決定を支援することが重要であり，医療的ケアをつねに必要とした状態で成長していく児と，児とともに歩む家族の成長を地域で支えられる体制整備が求められている。

事例

統合失調症の人への支援

11 猫といっしょに暮らしたいと願うKさん親子へのCNM

近隣とトラブルを起こしている家族を支えることで地域が一体になった事例

この事例のポイント

　2009年時点で，セルフネグレクト状態（自己放任）にある高齢者は1万人前後である。原因は，疾病・入院24％，家族関係トラブル11％，身内死去11％といわれている。引きこもりのKさんとその母親は，父親ががんで亡くなった後，地域や親せきとのつながりが途絶え，親子で孤立状態となった。親子で地域から孤立し，猫に執着している事例である。

　この地域は田畑に囲まれたのどかな里山であるが，高齢化，人口減少に伴う人間関係の希薄化といった地域課題を抱えていた。CNM導入は，近隣とのトラブルがきっかけとなり，自治会長からの苦情という形で地域包括支援センターに相談があったことから始まった。保健師は何度も家庭訪問し，徐々にKさん親子と信頼関係を築くことで地域ケア会議につなげ，多職種チームでかかわることができた。また，もともとは近所付き合いを大切にする地域であるという強みをいかし，Kさん親子の家の片づけを通して地域住民の参加と協力を得て，地域ケアをつくり出すことができた。

〈Kさんの情報〉

- Kさん（男性，55歳）
- 主疾患：引きこもり（統合失調症）
- 動物好き，几帳面で事務作業・コンピュータ操作などが好きである。
- 軽度認知障害のある母親（80歳）と二人暮らしをしている。
- 父親は8年前にがんで亡くなっている。

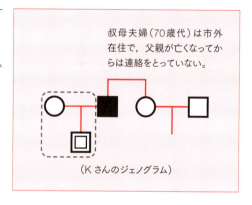
（Kさんのジェノグラム）

叔母夫婦（70歳代）は市外在住で，父親が亡くなってからは連絡をとっていない。

〈Kさんのこれまでの生活〉

　Kさんは高校を卒業後，県外の小規模企業に就職し，30歳代後半まで事務の仕事をしていた。うつ状態をきっかけに40歳過ぎで退職し，実家の両親との暮らしが始まった。その頃から自宅に引きこもる生活になった。

　母親は，近所の農協でパート勤務をし，自家菜園でとれた野菜を朝市で売るなど，こまめによく働く性格であった。夫が亡くなり一人暮らしになってからも，庭の手入れや畑仕事など，元気によく働いた。近所の人からは，息子が帰って来たことを喜んでいるようにみえた。Kさんの父親は8年前にがんで亡くなった。

　2, 3年前から，Kさんの家の周辺に多数の猫が住みつき，糞尿による悪臭や，近所の畑での作物被害が起こりはじめ，何度注意してもゴミの分別が徹底されないなど，Kさんと母親は，しばしば近所の人とトラブルを起こすようになった。Kさんは独言しながら，近所の野良猫を拾ってきてはエサをやっていた。近所の人が声をかけると，独言しながら猫を抱いて，逃げるように家の中に入ってしまうことが続いた。

事例11　猫といっしょに暮らしたいと願うKさん親子へのCNM

■ CNMの実際

焦点①　統合失調症を抱え猫との生活を続けながらも，地域から排除されることなく暮らし続けることができる。

●対象の望む生活を実現するための円環的アプローチ

〈療養生活のサポートが必要な人を特定する〉

　ある日，近隣住民とKさんの母親が金銭トラブルを起こし，苦情という形で地域包括支援センターの保健師に相談があった。また，近隣住民から，Kさんの野良猫が農協に出荷直前の野菜畑を荒らすこと，Kさんも母親もゴミの分別やルールを守らないためカラスがゴミを食い散らすことなど，非常に迷惑していることも訴えられた。

　地域包括ケア支援センターの保健師は直ちに地域の民生委員に連絡をとり，一緒にKさんの家庭訪問を行った。

〈初回面接：対象から信頼される存在になる〉

　玄関には鍵がかかっており，声をかけても誰も出て来なかった。保健師は，地域包括支援センターのチラシと名刺をポストに入れ，その日は帰った。3回目の訪問では，地元出身でKさん親子と顔見知りのケアマネジャーと同行訪問し，ようやくKさんに会うことができた。

　保健師は「最近おからだのご様子はいかがですか？　地域の民生委員さんも，Kさん親子のことをとても心配されているので，お話を聴かせていただけませんか？」と玄関で声をかけた。庭は広く，立派な庭木も植えられているが，草だらけで畑は荒れていた。この日は，玄関のカギは開いていた。玄関から続く廊下は十数匹の猫が走り回っており，動物臭，糞便臭，生ゴミの臭いが入り混じった異様な匂いが充満していた。カップラーメンの空容器，プラスチックケース，ティッシュペーパーのゴミ，飲みかけのペットボトル，スーパーの袋，雑誌や広告の積み重なった山，布団と衣服が部屋から溢れかえっている様子が見えた。

　部屋の奥から猫を抱いたKさんが出てきた。保健師は挨拶をして，「おからだの様子はいかがですか？」「お話を聴かせていただけませんか？」「血圧と熱を測ってもいいですか？」と声をかけた。

　Kさんは「あなたは誰ですか？　猫を連れて行かないでください。頭が痛いです。外の人に会うと気をつかうのでとても疲れます。誰にも会いたくないです」「誰も自分のことをわかってくれる人がおらず，人に会うのがつらい。陰で悪口を言われている。人の視線が怖いです」と話す。Kさんの表情は暗く，話していても視線が定まらない。11月初旬で肌寒い季節であるにもかかわらず，Kさんの服装は薄汚れたTシャツとヨレヨレのスエットのズボン姿で，ところどころ穴が開いていた。髪の毛はボサボサだった。体臭とタバコ臭がきつく，この様子から，長期間，歯磨き，整髪，入浴などの清潔行動をしていない様子がうかがえた。

　この日は，母親は，奥のこたつの部屋で寝ているということで，会うことができなかった。

　保健師はKさんに，また会いにくる旨を伝えた。地域包括支援センターの連絡先と保健師の名刺を渡して，「何かあったらいつでも連絡してほしい」と伝えた。また，地域で開催されるケア会議のことをKさんに説明し，今後Kさんのサポートをしていきたいと思っていること，Kさんのことを会議で話し合うことの了承を得た。

●対象中心のチームアプローチ

〈チームで方向性を明確にするための情報共有と合意形成の場をつくる〉

　保健師は，毎週1回地域で開催される地域ケア会議（保健師・事務職・ケアマネジャー・生活支援相談員・診療所医師・診療所看護師・社会福祉協議会高齢者所長および支援担当者・自治振興センター事務局長・民生委員・自治会長・近隣住民代表で構成）に，Kさんの事例を取りあげ，参加メンバーと情報共有した。この日は，特別にKさん親子担当の民生委員，被害を受けている近隣住民3名，自治会長にも参加してもらう

こととした。参加者から次のような意見があげられた。

- 診療所医師・診療所看護師「Kさんに精神科受診をうながし，治療につなげる必要性がある。また，母親の様子や言動は気になる。血圧の服薬管理が必要だが，ここ数カ月は受診していない。認知症の可能性が疑われる」
- ケアマネジャー「Kさんの母親は介護認定を受けていない。介護保険認定し，サービスを受ける必要性が考えられる」
- 民生委員・自治会長・近隣住民「これから地域に認知症の人が増えてくる。Kさんはもともと働き者でみんなから好かれていた。また，Kさん以外にも引きこもりで悩んでいる人の話も聞くべきだろう。同じ地域に暮らす者として，認知症の正しい知識やかかわり方を知らなければならない」

　保健師は，会議で出された意見を受けて，早速，動いた。話し合われた内容をKさん親子に伝え，みんなが協力しようとしていることを伝えた。診療所医師の往診を受ける同意を取り，日程調整をした。母親には介護保険認定を受けるため，ケアマネジャーとの面接を勧めた。Kさんの叔母夫婦から援助を得られるか，気持ちを聴いた。

焦点②　病状が安定し，近隣住民や関係者とともに猫の世話をすることができる。

●生活安定のための病状管理

〈診療所から精神科につながり，Kさん親子への治療とサービス提供が開始する〉

　Kさんは診療所医師と看護師の往診を受け，紹介された精神科の専門医により正式に統合失調症と診断され，向精神薬・抗うつ薬による治療が開始された。さらに，診療所医師の指示により，服薬管理と病状観察・生活指導を目的として週2回の訪問看護が開始された。

　また，母親は診療所受診の支援により服薬治療が再開された。要支援2と認定され，週2回のヘルパーと週1回のデイサービスを利用することになった。

　その後，Kさんと母親の症状は落ち着き，生活のリズムも安定していった。

●家族のセルフケア能力を高める支援

〈叔母夫婦の支援を得られるよう働きかける〉

　保健師は，Kさんが精神科を受診する際などに，父親の死後疎遠になっていた叔母夫婦から支援を得られるように調整した。

●対象者中心のチームアプローチ

〈近隣住民の協力のもと，家の片づけと猫の捕獲を実施する〉

　保健師は，民生委員・自治会長らと協働して，地域の公民館で引きこもりや認知症の勉強会の企画・開催をすることにした。さらに，Kさんの家の片づけや改修，猫の捕獲をしようという声があがった。保健師はその声をとらえて，Kさん，母親，叔母夫婦の同意を得て，地域ケア会議での議題とした。地域ケア会議のメンバー，障害者作業所のメンバー，社会福祉協議会の片づけボランティア，近隣住民の協力によって，計画的に片づけと猫の捕獲を実施した。

　猫については，Kさん親子で世話できる2匹の猫を残し，他の猫は里猫に出すように働きかけた。週に1回，

近所の猫好きの夫婦に猫の様子を見に来てもらえるように，Kさんからお願いできるよう調整した。

焦点③ ┃ 地域の支援を得て，母親と庭で野菜を作りながら，猫とともに穏やかな生活をすることができる。

●対象が生活者として主体的に生活できるようにする支援

〈対象ができることをやってみようと思えるように支援する〉

　保健師は，Kさんの病状が安定したため，作業所に通うように勧めた。作業所の作業療法士や作業所相談員らのかかわりで，Kさんは作業所の畑で野菜や花の世話，料理を習うことを始めた。Kさんは，自宅にいる日は，少しずつ自分の家の庭の手入れや畑仕事もするようになった。

〈対象が社会とのつながりを認識できるように支援する〉

　保健師は，Kさん親子に働きかけ，庭の手入れや畑作りの支援が得られるように，民生委員や近隣住民にお願いできるようにした。片づけを手伝ってくれた近所の人たちが，Kさんが外に出て畑仕事をしている姿を見ると声をかけてくれるようになるなど，見守り関係が築かれた。また，野菜の種をまく時期や，肥料のまき方，土の作り方などを教えてくれるようになった。Kさんは，畑の野菜を使って料理をしたいと，野菜の収穫を楽しみにしている。

■ CNMの展開

CNMの焦点	根拠	実践	結果
焦点① 統合失調症を抱え猫との生活を続けながらも，地域から排除されることなく暮らし続けることができる。	・Kさん親子は地域からも親族からも孤立状態で，適切な医療を受けられていない。 ・親子で生活状況が崩れ，家はゴミ屋敷状態で，Kさんの猫に対する執着により家の周辺には多数の猫が住みついている。 ・猫の糞尿による悪臭や畑での作物被害，ゴミの出し方について苦情が出ている。	●**対象の望む生活を実現するための円環的アプローチ** ・直ちにKさん親子を何度も家庭訪問し，Kさん親子を心配していることを伝え，信頼される存在となる。 ・顔見知りで地元出身のケアマネジャーとの同行訪問により，地域ケア会議で情報共有することへの同意を得る。 ●**対象中心のチームアプローチ** ・保健師は，Kさん親子の事例を地域ケア会議で共有し，話し合われた内容をKさん親子に伝え，各担当者が動けるよう調整する。	・Kさん親子の情報が地域ケア会議で共有され，支援の方向性と役割分担が検討された。 ・苦情を訴えていた民生委員，自治会長，近隣住民の怒りが収まった。

第3章　継続看護マネジメント（CNM）の事例

焦点② 病状が安定し，近隣住民や関係者とともに猫の世話をすることができる。	・Kさん親子は専門的治療を受けていない。 ・近隣住民からの直接的な支援が得られない。	●生活安定のための病状管理 ・Kさんを診療所医師から精神科受診につなげる。 ・母親は要支援2と認定され，ヘルパーとデイサービスを利用できるようケアマネジャーと連携する。 ●家族のセルフケア能力を高める支援 ・叔母夫婦の支援が得られるように働きかけた。 ●対象中心のチームアプローチ ・保健師のリーダーシップのもと，地域ケア会議のメンバー，関係機関，地域ボランティアが協力し，家の片づけ，猫の捕獲など実施する。	・Kさんの治療が開始され，訪問看護師がかかわることで，病状が安定した。 ・母親もサービスを受けられたことで状態が落ち着いた。 ・家が片づき，清潔になることで，二人の生活が整い，地域の支援を得やすくなった。
焦点③ 地域の支援を得て，母親と庭で野菜を作りながら，猫とともに穏やかな生活をすることができる。	・自宅の庭や畑は荒れ放題のままである。	●家対象が生活者として主体的に生活できるようにする支援 ・Kさんの作業所への通所を継続的に支援し，自宅の庭や畑の世話を手伝ってもらえるよう，地域の人びとに働きかける。	・Kさんと母親が主体的に自分の畑や庭の世話をするようになった。

■ CNMによる変化

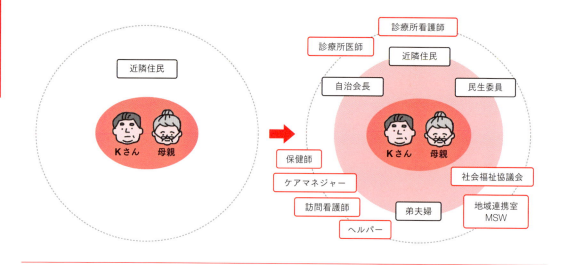

[Kさんのトラジェクトリ ——病状の変化とKさんの全体像をとらえる]

──：身体状態，──：心理状態 （点線は予測）

退職　焦点①　焦点②　焦点③

生活機能		（トラジェクトリ図）					
病状・状態		頭痛，倦怠感，抑うつ気分が生じる。	不眠・欠勤が続き，人間関係と仕事に支障をきたす。	野良猫を自宅に連れ込み，次々に飼いはじめる。独言，妄想があり，猫に執着する。	精神科受診，服薬管理により症状が落ち着きはじめる。		近隣住民の支援を受け入れる。作業所に通える。猫への異常な執着がなくなる。
生活状況	**本人**	仕事が厳しく，うまくいかないことが続く。	会社を退職。実家で両親と同居するも，引きこもる生活となる。父親を亡くし，母親と二人暮らしとなる。	生活のリズムが崩れ，清潔行動ができなくなる。近隣住民とトラブルを起こす。	訪問看護を受け，作業所に通うことで，生活リズムが整う。清潔行動が徐々にできるようになる。	近隣住民や作業所の人の支援のもと，自宅の片づけ，猫の捕獲を行う。	支援を得ながら，作業所や自宅での畑仕事や庭の世話ができるようになる。
	母親	農協でパート勤務をし，自家菜園でとれた野菜を朝市で売るなど，こまめによく働く。	Kさんの面倒をみる。周囲からみて変わった様子はない。庭の手入れや畑仕事をして，細々と暮らす。	軽い認知症状が出る。近所の人との関係がうまくいかなくなる。	要支援2の認定を受け，ヘルパー訪問が入る。	見守りのもと，庭の手入れや畑仕事ができる。	
多職種の構成				保健師，地域ケア会議のメンバー（診療所医師・看護師，ケアマネジャー，民生委員，自治会長，近隣住民など）	診療所医師，看護師，精神科医師，ケアマネジャー，訪問看護師，ヘルパー，叔母夫婦	訪問看護師，ヘルパー，叔母夫婦，社会福祉協議会，民生委員，自治会，猫好きの近所の人	訪問看護師，ヘルパー，叔母夫婦，作業療法士，猫好きの近所の人，畑づくりを手伝ってくれる近所の人

・ この事例のまとめ ・

　本人や家族の訴えではなく，近隣住民の苦情という形で始まったCNMである。ゴミ屋敷に住み，猫を多頭飼育するなど異常なまでの動物への執着は，地域での孤立感・孤独感が影響している。今後，精神障害や認知症を抱えながら暮らす人や，多重課題を抱えるKさん親子のような事例は増加するといわれている。このような事例は，専門職の支援関係が受け入れられたこと自体が大きな成果である。同時に，地域住民が，「引きこもり」や「認知症」は誰もがなりうる病気であり，適切な支援によって地域で暮らし続けることが可能であることを身近に体験することは，自分自身の生活や生き方を振り返る機会となる。また，地域に対する信頼感を高めることにもつながるだろう。

　Kさん親子を地域で支えていこうという機運は，途切れていた叔母夫婦とのつながりをも再構築し，希薄化しつつあった地域に温かな地域ケアを創出した。地域全体を視野に入れたCNMの実践活動であり，Kさん親子だけでなく，地域にとっても大きな成果であるといえる。今後は，創出された地域ケアをどう維持継続していくか，また，地域づくりとして，人びとを孤立させない予防的なかかわりをどうつくっていくかが課題である。

| 事例

慢性腎不全患者への支援
12 オーバーナイト透析を希望する就労者LさんへのCNM

血液透析と仕事の両立をオーバーナイト透析の実施により実現できた事例

この事例のポイント

　日本では慢性透析療法を受けている患者総数は約33万人（2016年），同年の新規透析療法導入患者数は3万7千人と報告されている。慢性腎不全となり腎代替療法が必要になった場合，血液透析，腹膜透析，腎臓移植，未導入など，さまざまな療法選択がなされる。そのなかで，血液透析は，リン，カリウムを中心とした食事管理，週3回の治療による時間の拘束，毎回の穿刺による疼痛など，身体的，心理的，社会的に影響を及ぼす。とくに就労している患者にとっては，時間が拘束されることにより大きな影響を受ける。当クリニックではオーバーナイト透析により，就労している患者が血液透析をしながら就労を継続できるよう支援している。
　オーバーナイト透析とは，自宅で就寝する時と同じような環境下となるよう消灯し，20時から翌朝6時の間に睡眠をとりながら8時間の透析を行う方法である。睡眠を妨げないよう血圧測定は透析実施前後のみとするが，透析中の血圧の安定が必要であるため，血圧変動の原因となる除水量に関連する日々の体重管理が重要となる。
　この事例は，オーバーナイト透析を希望する患者に対する支援であり，患者の変化とスタッフの変化の両側面に焦点を当てた。

〈Lさんの情報〉
- Lさん（男性，40歳代），一人暮らし
- 主疾患：慢性腎不全
- 独身で日中の仕事に就いている。透析を理由とする解雇歴がある。
- 透析歴：2年2カ月（週3回5時間透析）

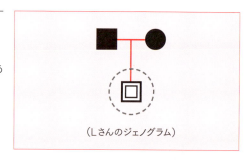
（Lさんのジェノグラム）

〈Lさんのこれまでの生活〉
　Lさんは，週3回5時間，16時から21時の間で夜間血液透析を施行していたが，時には仕事を早退する必要があった。以前，血液透析をしていることを職場に伝えたところ解雇された経験があり，透析による仕事への影響が心理的負担となっていた。そのため，仕事と透析を両立するためにオーバーナイト透析の希望をしていた。
　当クリニックの夜間透析とオーバーナイト透析では，透析の開始および終了時刻が異なる。夜間透析は23時30分までに終了する規則があり，Lさんの場合は18時30分までに開始しなければならない状況であった。一方，オーバーナイト透析は，20時から22時にかけての来院となり，明朝6時までの間に8時間の血液透析を行えるため，仕事への影響が少ないというメリットがあった。

■ CNMの実際

焦点①　Lさんが自身の体重管理をすることができる。

●対象の望む生活を実現するための円環的アプローチ

〈オーバーナイト透析の必要性を明確にし，Lさんの状態と適応基準を照合する〉

　Lさんは，血液透析と仕事の両立を図るためにオーバーナイト透析を希望した。当クリニックにおけるオーバーナイト透析の適応基準として，日常の透析中の血圧低下がないこと，重篤な合併症がないこと，神経質な性格ではないこと，スタッフとの信頼関係があり協調性があること，透析を受けながら眠ることができること，がある。

　Lさんは体重の増加が大きく除水量も多くなることから，血圧低下することがあった。そのため，スタッフのなかには，オーバーナイト透析の導入に慎重な意見があった。一方で，オーバーナイト透析にしなければLさんが解雇される可能性が高まるため，導入に積極的な意見もあった。

　Lさんの意思どおりオーバーナイト透析を導入するには，体重管理，スタッフ意見の統一が必要であり，介入を始めた。

●生活安定のための病状管理

〈体重管理のためにLさんに食生活を見直してもらう〉

　週初めは最終透析から2日間透析を行っていないため体重の増加が大きく，除水量が多くなることによる血圧低下がたびたびみられていた。Lさんへ当クリニックにおけるオーバーナイト透析の適応基準を説明した。その内容は，血圧を安定させるために体重管理が重要であり，終了時の体重がドライウェイトより1kg以上上回る場合，次の透析は，オーバーナイト透析ではなく夜間透析となるという説明であった。

　Lさんの体重増加の原因は，仕事関連での飲食や，週末の食事摂取量であった。仕事上，断りにくい外食の機会が多く，全量を摂取していた。

　Lさんはオーバーナイト透析に向けて，食事の摂取量を減らすようになった。それだけでも週末の体重増加が抑えられ，血圧も低下することなく安定し，オーバーナイト透析の適応となった。

●対象が生活者として主体的に生活できるよう支援する

〈理解力の高いLさんとともに体重管理を振り返る〉

　オーバーナイト透析導入後も時折，体重の増加が大きくなることがあったため，Lさんの体重管理をともに振り返る機会を設けた。Lさんは体重増加に対して，「今日は間食が多くなってしまいました。でも，次は間食を減らすので大丈夫です」と，何が影響したのかを具体的に想起し，体重を管理するための具体策を考え，行動に移すことができた。この時に看護師は，理解力が高いLさんに対して，Lさん自身で考えられるようなコミュニケーションスタイルをとり，主体的に自己管理をすることができるように支援した。そして，ともに振り返ることで，Lさんが望んだオーバーナイト透析がLさんにどのような影響を及ぼしているかを知る機会となった。オーバーナイト透析導入後の生活が，導入前の生活より負担となっていないかをともに振り返ることで，オーバーナイト透析の有効性を維持または高められるように支援していくことになった。

焦点 ②	安全なオーバーナイト透析を実施でき，Lさんが仕事を継続することができる。

●対象中心のケアを実現するためのチームアプローチ

〈Lさんのオーバーナイト透析に関するスタッフの考え方を統一する〉

　当クリニックではオーバーナイト透析が安全に行えるように，除水できる量が設定されている。体重の増加が多いLさんにもオーバーナイト透析に向けて，除水量を設定する必要があり，その量が設定されていた。しかし，Lさん本人，看護師，臨床工学技士の間で除水量に対する考えが異なり，混乱が生じていた。混乱を解決するために，看護師，臨床工学技士でカンファレンスを開き，Lさんに対するスタッフそれぞれの考えを確認した。

　日本透析医学会の「維持血液透析ガイドライン：血液透析処方（修正版2014.01.06）」では，最大透析間隔日の体重の増加をドライウェイトの6%未満にすることが望ましいとされている。Lさんは体格が大きく，体重の増加が6%未満であっても，実際に増加した数値が大きくみえてしまい，体重管理が不十分であると判断されることがあった。また，スタッフは，Lさんに行うような量の多い除水をオーバーナイト透析で行った経験がなく，さらに，透析中にLさんの血圧が低下したことがスタッフの記憶に残っていた。カンファレンスでは，このようなことが要因となって，考えの相違や混乱が生じているということが明らかになった。

　カンファレンスで確認されたことを，透析看護認定看護師を介して医師に相談したところ，医師から基準にもとづく除水量が明示され，オーバーナイト透析を導入する方針が定まった。また，オーバーナイト透析を行うLさんに血圧低下がないことがわかると，スタッフはLさんのオーバーナイト透析にさらに順応することができた。

事例12 オーバーナイト透析を希望する就労者LさんへのCNM

■ CNMの展開

CNMの焦点	根拠	実践	結果
焦点① Lさんが自身の体重管理をすることができる。	・Lさんは血液透析と仕事の両立を図るためにオーバーナイト透析を希望した。 ・オーバーナイト透析の適応基準に、透析中の血圧低下がないこと、体重管理が必要であることがある。 ・Lさんは体重の増加が大きく、血圧低下することがあった。 ・オーバーナイト透析導入後も時折、体重の増加が大きくなることがあった。	●対象の望む生活を実現するための円環的アプローチ ・オーバーナイト透析の必要性を明確にし、体重増加や体重管理行動などLさんの状態と適応基準を照合する。 ●生活安定のための病状管理 ・体重管理のためにLさんに食生活を見直してもらう。 ●対象が生活者として主体的に生活できるよう支援する ・理解力の高いLさんとともに体重管理を振り返る。	・Lさんは自身の食生活を見直し、体重管理をすることで、体重増加を抑えられ、血圧も安定し、オーバーナイト透析を導入できた。 ・体重管理を振り返り、体重増加を抑えられるように行動を修正し、オーバーナイト透析を継続できている。
焦点② 安全なオーバーナイト透析を実施でき、Lさんが仕事を継続することができる。	・除水量が統一化されていないことで混乱が生じていた。	●対象中心のケアを実現するためのチームアプローチ ・透析チームによるカンファレンスを開き、Lさんのオーバーナイト透析に関するスタッフの考え方を統一する。	・透析看護認定看護師を通じてカンファレンスの結果を医師へ相談し、基準にもとづく安全な除水量が設定された。 ・カンファレンスにより協働的な連携姿勢が形成され、オーバーナイト透析を導入・継続できた。

■ CNMによる変化

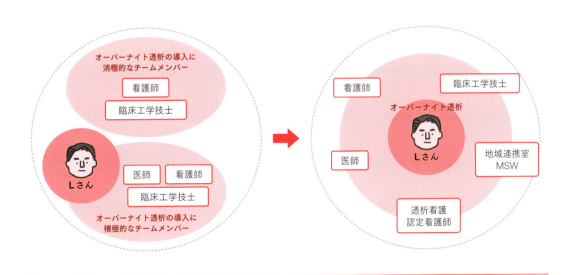

[Lさんのトラジェクトリ ——病状の変化とLさんの全体像をとらえる]

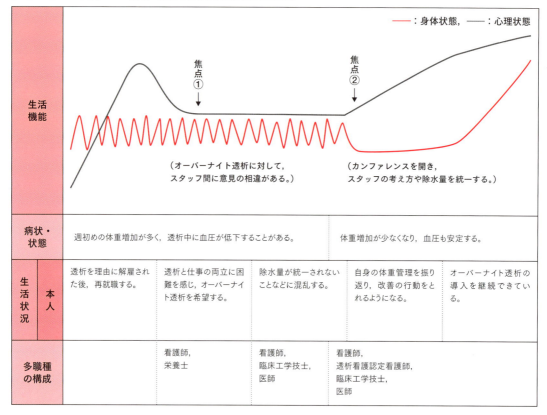

この事例のまとめ

　本事例では，就労している血液透析患者Lさんが，仕事と血液透析の両立を維持するために，夜間透析からオーバーナイト透析へ移行することを望んでいた。しかし，オーバーナイト透析を実施するにはLさんの体重増加が大きく，実施に対するスタッフ間の意見にも相違があった。そのような状況下で，Lさんとともに体重管理を振り返ったこと，スタッフ間でカンファレンスを開いたことは，対象が望む治療スタイルを実現できるよう取り組んだCNMであるといえる。

　血液透析患者は，本事例のように仕事と血液透析の両立が困難となることがある。対象は仕事をしながら生活者として生きているため，対象を"透析をしている人"としてとらえるだけではなく，"透析を生活の一部として生きている人"としてとらえて支援していくことが必要である。

　生きていくために欠かせない血液透析と仕事を継続したいと考える対象の生活を統合することで，対象の身体を守りつつ，社会の一員として生活ができることを継続的にマネジメントしていくことが，透析患者の生活支援である。

事例 13 人の気配のする所で逝きたいと願う がん終末期MさんへのCNM

がん終末期にある一人暮らし高齢男性への支援

過ごしたい所，会いたい人の希望を実現し，穏やかな最期を迎えられるようかかわった事例

この事例のポイント

Mさんは，がん終末期であると告知を受けたことをきっかけに，元内縁の妻や別れた子どもに会ってから逝きたいと願い，以前に暮らしたことのあるA市に転入してきた。Mさんは訪問看護とデイサービスを利用し，デイサービスのD看護師に，「自分は気ままに生きてきた。でも，最期は人の気配のする所で逝きたい。普段どおりの生活をしながら・・・　もし，ここに来ている時がその時だったら，どんなに賑やかでいいだろう」と話した。**D看護師はケアマネジャーに，訪問看護師，訪問診療医を交えた，デイサービスでの看取りを視野に入れたケアチーム会議を提案した。**Mさんは，**元妻の経営するアパートに部屋を借り，身の回りの世話は，かつて職場で世話をした後輩により受けていることがわかった。**

Mさんは腹痛，腹水，下肢リンパ浮腫，倦怠感が著明であるにもかかわらず，**ここで最期を迎えたいと転入してきた。その願いを叶えるためのCNM**が開始された。デイサービスでの看取りもできるチームづくりと，疎遠であった家族のもとで最期を穏やかに過ごし，人の気配のする所で逝きたいと願ったMさんを支援することがCNMのポイントである。

〈Mさんの情報〉

- Mさん（男性，70歳）
- 主疾患：がん（がん種は不明）。主症状は，腹痛，腹水，下肢浮腫，倦怠感である。
- 生活保護を受給している。
- 長男とは，子どもの時に別れてから会っていない。
- 妹とも何十年も連絡をとっていない。

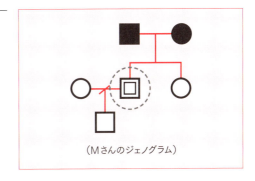

（Mさんのジェノグラム）

〈Mさんのこれまでの生活〉

Mさんは自由気ままな人生を送り，最近は関西で生活を送っていた。しかし，不調を感じて受診した時には，がんの終末期であることを告げられ，治療の手だてがない状況であった。Mさんは，「最期に元妻に会いたい」「人生でいちばん楽しい時期を過ごしたA市で最期を迎えたい」と，海を越えてA市へ転入してきた。Mさんの両親は知らないうちに他界しており，妹とも疎遠な生活を送ってきた。職業歴は不明である。

■ CNMの実際

| 焦点 ① | Mさんの症状が緩和され，縁のある人たちや長男と穏やかな時間を過ごすことができる。 |

●対象の望む生活を実現するための円環的アプローチ

〈Mさんの希望や大切にしていることを確認する〉

　Mさんは，がん終末期であると告知を受けたことをきっかけに，元内縁の妻や別れた子どもの住むA市で最期の時間を過ごしたいと願い転入してきた。デイサービスのD看護師は，Mさんの「人の気配がする所で逝きたい」という看取りの希望を確認した。

〈自立した生活に向けての情報収集と問題の明確化〉
〈対象に信頼される存在となる〉

　D看護師はケアマネジャーに，訪問看護師や訪問診療医を交えた，Mさんの看取りを予測したケア会議を提案した。会議では，Mさんの望む最期について関係機関・多職種が共有し，現在の生活環境や人生歴について情報交換を行った。デイサービスへは医療情報が届きにくいため，訪問診療時や訪問看護時の状況をD看護師に伝えられるよう情報共有の方法を検討した。医師がサービス提供時にも往診することを確認し，自宅でもデイサービス利用中でも看取れる体制を検討した。

●対象中心のチームアプローチ

〈目標達成に貢献するチームを編成する〉

　終末期にありながら転入してきた事情を大事にし，Mさんが望む最期を生ききることができるよう訪問診療医，訪問看護師，デイサービス看護師，デイサービスケアワーカー，生活保護担当者，ケアマネジャー，地域看護専門看護師でチームを編成した。

〈チームで方向性を明確にするための情報提供と合意形成の場をつくる〉

　ケア会議で，Mさんが望む「人の気配のする所で逝きたい」という目標を共有し，その後は，随時実施するケアやMさんの状況についての情報交換と役割分担を行った。

〈チームのメンバーシップを育てる〉

　デイサービスのケアワーカーが不安なく支援や送迎を行えるよう，勉強会や看取りに関する話し合いを繰り返した。ケアワーカーからの不安に対する訴えは徐々に少なくなった。また，ケアワーカーより，Mさんの送迎を他の利用者と別にして，Mさんの体調や気持ちに合わせた時間に行うという提案がなされるようになった。ケアワーカーは，デイサービスの他の利用者が不安なく過ごせるよう声かけを行い，Mさんの体調変化に合わせて休める部屋を準備した。

●生活安定のための病状管理

〈Mさんの症状が安定するようにコントロールする〉

　Mさん本人から正確な病名や病状を聞き出すことは難しかった。転入前に通院していた医療機関名も不明瞭であり，検査や診断のための医療機関受診も拒んでいた。訪問診療医は，診察時の状況をD看護師にもタイムリーに情報提供した。

〈病状に合わせた基本的な生活ニーズの充足を考える〉

　訪問看護師とD看護師は，症状が緩和されるよう，リンパマッサージ，休息，食事，排泄，清潔などの支援を継続した。また，Mさんの体調が良いときは，元内縁の妻が入浴介助を希望した。また，「昔，お世話になったから」と，元職場の後輩が排泄の世話や夜間の付き添いを希望した。**訪問看護師は，元内縁の妻や後輩が介護できるようかかわった。**Mさんは，元内縁の妻や後輩の介護を受けながら最期の時間を共有し，会話を楽しんだ。

焦点② 　Mさんが縁のある人たちに気持ちを伝えて最期を生ききることができる。

●対象が生活者として主体的に生活できるようにする支援

〈Mさんができることをやってみようと思えるように支援する〉

　D看護師は，デイサービスで作成した絵手紙を妹に出すことを提案した。すぐに妹から連絡があり，互いの空白の時間を埋めるように話すことが増えた。Mさんが夜，一人で過ごす時間が寂しいと知ると，毎夜，就寝時刻の前に電話をくれるようになった。

〈今後の療養場所に関するMさんの希望を確認する〉

　最期となった日のデイサービス利用中に，Mさんは「家に帰りたい」と口にし，涙ぐみながら「妻に会いたくなった」と話した。ケアワーカーがMさんを自宅に送った。

●家族のセルフケア能力を高める支援

〈Mさんの希望を家族が理解できるように支援する〉

〈Mさんと家族が互いに見出せるよう支援する〉

　D看護師は最期の時が近いと判断し，訪問看護師と訪問診療医に訪問を依頼した。自宅には元内縁の妻と別れた長男と孫が待機していた。**Mさんは感謝の気持ちを伝えた後，縁ある人たちの気配を感じながら息を引き取った。**

　元内縁の妻はMさんの亡骸に寄り添い，「最期に会いに来てくれたね」と涙を流し，Mさんの頬を撫で「ありがとう」とつぶやいた。

■ CNMの展開

CNMの焦点	根拠	実践	結果
焦点① Mさんの症状が緩和され，縁ある人たちや長男と穏やかな時間を過ごすことができる。	・がん終末期のMさんは，腹痛，腹水，下肢リンパ浮腫，倦怠感があり，デイサービスでも臥床することが多い。 ・デイサービスでは看取りの体験がない。また，ケアワーカーは，Mさんへの日々のケアや送迎にも不安がある。 ・元内縁の妻が入浴介助を希望し，元職場の後輩が排泄の世話や夜間の付き添いを希望している。	●対象の望む生活を実現するための円環的アプローチ ・Mさんの希望や大切にしていることを確認する ・自立に向けて情報収集し，問題を明確にするためのケア会議を実施する。 ●対象中心のチームアプローチ ・Mさんの希望を実現するための情報交換や役割分担を行い，勉強会や看取りに関する話し合いを実施する。 ●生活安定のための病状管理 ・チーム内でMさんの状況をタイムリーに共有する。 ・元内縁の妻や後輩がケアできるようかかわる。	・「人の気配のするところで最期を迎えたい」というMさんの意思を確認できた。 ・Mさんが望む最期を生ききることができるようチーム内の役割分担を行い，情報共有と合意形成の場をつくった。 ・Mさんは，看護師や元内縁の妻，後輩のケアを受けながら会話を楽しみ，穏やかな時間を過ごした。
焦点② Mさんが縁のある人たちに気持ちを伝えて最期を生ききることができる。	・Mさんは知らないうちに両親を亡くし，妹と音信不通であることを悔やんでいた。 ・Mさんはデイサービス利用中に傾眠傾向が強くなり，意識が朦朧とすることが多くなっている。バイタルサインも徐々に低下してきて，最期の時が近いと判断される。	●対象が生活者として主体的に生活できるようにする支援 ・妹に絵手紙を出すなど，Mさんができることをやってみようと思えるよう支援する。 ・今後の療養場所に関するMさんの希望を確認する。 ●家族のセルフケア能力を高める支援 ・Mさんの希望を家族が理解できるように支援する。	・すぐに妹から連絡があり，寝る前に電話をかけてくれるようになった。 ・最期の時，自宅には長男と孫が訪ねていた。Mさんは，縁のある人たちや訪問看護師に「ありがとう」と伝え，看取られた。

■ CNMによる変化

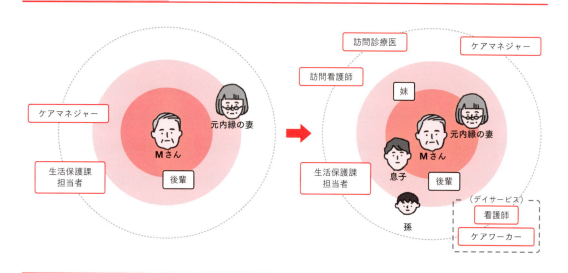

[Mさんのトラジェクトリ ——病状の変化とMさんの全体像をとらえる]

━━：身体状態, ━━：心理状態

焦点①　焦点②

病状・状態	がん終末期で，腹痛，腹水，下肢浮腫，倦怠感がある。	終末期にありながらA市に転入する。	（訪問看護とデイサービスを利用する）		傾眠傾向，意識が朦朧とすることが多くなる。	縁ある人たちの気配を感じながら息を引き取る。
生活状況 本人	仕事が厳しく，うまくいかないことが続く。	「いちばん楽しい時期を過ごしたA市で最期を迎えたい」	（デイサービスのD看護師に）「人の気配がする所で逝きたい」	音信不通の妹に絵手紙を送る。	「家にかえりたい」「妻に会いたくなった」	（縁ある人たちや訪問看護師へ）「ありがとう」
生活状況 縁のある人			元内縁の妻が入浴の介助をし，元職場の後輩が排泄の世話や夜間の付き添いをした。	妹はすぐに連絡をくれ，毎夜，就寝前に電話をかけてくれる。	最期の時が近いと判断され，訪問看護師と訪問診療医が自宅に呼ばれる。	元内縁の妻（Mさんの頬をなでながら）「最期に会いに来てくれたね」「ありがとう」
多職種の構成		元内縁の妻（アパートの大家），後輩，D看護師	元内縁の妻，後輩，D看護師，訪問看護師，訪問診療医	元内縁の妻，後輩，D看護師，訪問看護師，訪問診療医，生活保護担当者，ケアマネジャー，ケアワーカー，地域看護専門看護師		元内縁の妻，長男・孫，妹（電話），後輩，訪問看護師，訪問診療医

第3章　継続看護マネジメント（CNM）の事例

● この事例のまとめ ●

　デイサービスのD看護師が，Mさんの「自分は気ままに生きてきた。でも，最期は人の気配のする所で逝きたい」という願いを確認したことからCNMが開始された事例であった。D看護師はケア会議を提案し，Mさんのその時が家であっても，デイサービス利用中であっても看取ることができるケアチームが形成された。元内縁の妻や後輩から日常生活の世話を受け，穏やかな時間を過ごすことができた。デイサービスで作成した絵手紙は疎遠だった妹との縁をつなげた。Mさんは最期に，別れた長男や孫にも会うことができ，縁のある人たちに感謝の気持ちを伝え"人の気配のする所"で逝くことができた。Mさんらしく生ききることを看取った元内縁の妻や長男は，Mさんが「最期に会いに来てくれた」ことを大事にして生きていくのではないかと考えられる。

▶事例

解離性障害のある胃がん（スキルス）終末期の20歳女性への支援

14 婚約者と母親と一緒に暮らしたいと願う がん終末期NさんへのCNM

複数の医療機関を転々と受診していたNさんの療養環境を整え，豊かな最期につなげた事例

この事例のポイント

　Nさんは半年前から腹痛が出現し市販薬の鎮痛薬を服用していた。4カ月前，婚約者と帰省中に腹痛が増強したため近医を受診したところ，主要都市部がん拠点病院を紹介された。胃がん（スキルス）と診断され，大腸，リンパ節への転移があり，腹水からもがん細胞が検出された。化学療法により，リンパ節および内臓浮腫の軽減，腫瘍マーカーの低下が一時みられたが，余命3カ月と告げられた。Nさんは「婚約者と母親と一緒に家で暮らしたい」と願い，実家に退院した。栄養管理のために挿入したポートの管理を依頼された訪問看護ステーションはNさん宅の隣町にあり遠く，訪問看護を提供できなかった。そのため，**訪問看護師はNさんの住む町の保健師に情報を提供した。保健師はNさんを訪問し，**状況を確認した。Nさんは定期受診先の町立病院で処方されたレスキュー（鎮痛薬の追加投与分）が苦くて飲めず，疼痛が増強したことから不信感を抱き，**定期受診を中断していた。疼痛時は救急車を呼び，二次医療圏の4つの医療機関を転々と受診し，そこでポート針交換も受けている**ことがわかった。訪問時，Nさんにるい痩，腹水がみられ，**終末期がそう遠くないと予測しCNMを開始した。**適切な終末期ケアにより，Nさんに苦痛が生じることなく母親や婚約者と安らかな時間を過ごし，最期を迎えられるよう支援するCNMがポイントである。

〈Nさんの情報〉

- Nさん（女性，20歳）
- 主疾患：胃がん（スキルス）
- 解離性障害。中学校卒業後に女優になると上京した。そこで知り合い，同居している男性との結婚の承諾を得るため帰省した。「まだ死にたくない」「お母さんと婚約者と一緒に暮らしたい」
- 知的障害のある母親（45歳）と暮らしていた。「Nがかわいそう」「痛みを何とかしてあげたい」
- 父親は隣町に住んでおり，もともと別の家庭がある。
- 婚約者の実家は沖縄。現在は近隣農家でアルバイト。

（Nさんのジェノグラム）

〈Nさんのこれまでの生活〉

　Nさんが暮らす地域は海と山に囲まれ，漁業と農業が基幹産業である。過疎地域であり，現在は約5,000人が暮らしている。医療機関は町立病院と診療所が1件ある。鉄道は廃線となり，専門医療機関や分娩施設は二次医療圏までバスや自家用車で受診する。訪問看護ステーションはない。教育機関は中学校までしかない。住民同士のつながりは強い。

　Nさんは知的障害のシングルマザーに育てられた。近隣住民が母親の妊娠に気づいた時には分娩の選択肢しかない状況であった。出産後，母親はNさんをとてもかわいがり，町の保健師や近隣住民，民生委員，生活保護課，児童福祉課，小・中学校関係者などから多くの支援と見守りを受け，大切に育てられた。父親は隣町に家庭があり，気が向くと母親に会いに来る生活が続いている。経済的支援は受けていない。Nさんは中学生の時に解離性障害の診断を受け，中学校卒業後，女優になって母親孝行したいと上京。そこで婚約者と知り合い同居し，今回は結婚の承諾を得るために

帰省していた。

　Nさんの幼少期，一家は生活保護を受け，町営の古い家に住んでいた。屋根も壁も床も薄く，ネズミが出没するような環境で，台所に給湯設備はなく，また，浴室もないため，町営入浴施設の管理者が時々迎えに来てくれ入浴していた。Nさんが中学生の時に浴室付きの町営住宅が新築され，転居することができた。

■ CNMの実際

焦点 ①	複数の医療機関を転々と受診することなく，がん性疼痛や腹水，発熱，倦怠感などの症状が緩和され，生活できる。

●対象の望む生活を実現するための円環的アプローチ

〈療養生活をサポートする必要がある人を特定する〉

　Nさんは，がん拠点病院で胃がん余命3カ月を告知されていた。過疎地域にある実家に退院後は，町立病院への定期受診を勧められていた。しかし，Nさんは町立病院で処方されたレスキュー（鎮痛薬の追加投与分）が苦く服用できず，痛みが軽減しないことから病院に不信感を抱き，疼痛が出現するたびに二次医療圏の4つの医療機関の救急外来を転々と受診していた。訪問看護を断るしかなかった隣町の訪問看護師がNさんを心配して町の保健師に連絡をした。保健師はNさん宅を訪問した。Nさんは，るい痩，腹水がみられ，終末期が遠くない状況が予測された。Nさんは，終末期の苦痛が緩和され安らかに過ごしながら，母親や婚約者と最期を迎えることができるような支援が必要な対象であると，保健師は判断した。

〈初回面接：対象から信頼される存在になる〉

　保健師はNさんの母親の妊娠期から分娩・子育てを支援していたことから，Nさんも母親も安心して保健師に話すことができた。

〈本人の希望や大事にしていることを確認する〉

　Nさんは「まだ死にたくない」「やりたいことがたくさんある」，母親は「かわいい，かわいい私の子，死ぬなんてかわいそう，信じられない」「痛みをとってあげたい」「少しでも長く一緒に暮らしたい」と希望していることを確認した。

●対象中心のチームアプローチ
●生活安定のための病状管理

〈目標達成に貢献するチームを編成し，症状が安定するようにコントロールする〉

　保健師は，Nさんが転々と受診していた二次医療圏の4つの急性期病院の外来看護師および町立病院の看護師から情報収集を行った。Nさんの状況を誰も把握しておらず，看護が途切れていることがわかった。保健師は，終末期のケアと看取りを予測した体制を整えることが必要であることを伝え，地域ケア会議への参加を呼びかけ，開催した（保健師，二次医療圏の4つの急性期病院の看護師，町立病院の医師・看護師，診療所の医師・看護師，隣町の訪問看護師，消防署救急隊員，地域看護専門看護師が参加）。会議ではNさんの情報を共有した。町立病院の医師は，レスキューが服用されていなかったこと，町外への受診を把握していなかった。4病院の外来看護師は，Nさんは知的障害がありそうで気になる患者ではあったが，疼痛が緩和されたのを確認し帰宅を促していた。参加者は，がん終末期の症状緩和と実家での看取りについて目標を共有し，役割分担を行った。町立病院と連携し，看取りを視野に入れ，診療所医師・看護師が訪問診療を開始した。救急隊員と4病院の外来看護師は，Nさんが受診した場合は町立病院医師と診療所医師との情報交換を行い，受診後はフィードバックする体制を整えた。その結果，訪問診療と診療所看護師の訪問看護により，Nさんの疼痛

> および症状が緩和され，4病院に受診することはなくなった。

焦点 ② ⋯⋯⋯ 母親・婚約者との生活をできるだけ長く送り，住み慣れた実家で最期を迎えることができる。

●対象中心のチームアプローチ

〈目標達成に貢献するチームを編成する〉

　診療所医師・看護師が看取ることを視野に入れながら訪問診療を開始した。

●対象が生活者として主体的に生活できるように支援する

〈対象が自己の存在意義を確認できるように支援する〉
〈対象が社会とのつながりを認識できるよう支援する〉

　Ｎさんが自宅療養していることを知った近隣住民や民生委員は，Ｎさんが幼い頃から保健師と協力しながら皆で見守り育てた大事な子どもであったことから，当時と同じようにＮさんや母親に声をかけ主体的に看病を行い，母親の悲しい気持ちを支えた。Ｎさんの同級生と中学校の養護教員は，Ｎさんと婚約者の簡易結婚式を海の見える公園で行った。公園までの送迎は，かつてＮさん親子の入浴送迎をした入浴施設の管理人が行った。

　Ｎさんは「彼と大好きなお母さんと，いつまでも一緒に暮らして親孝行したい」と話した。保健師は，Ｎさん親子と地域住民の関係性を確認し，支持的かかわりを継続した。

●家族のセルフケア能力を高める支援

〈家族成員の状況と背景を理解する〉
〈対象の希望を家族が理解できるよう支援する〉
〈対象と家族の関係性をモニタリングし，家族が関係調整できるよう支援する〉
〈対象と家族が互いに役割を見出せるよう支援する〉

　保健師は母親に，Ｎさんの状況を父親に伝えているかを尋ねた。また，父親への母親の気持ちを確認した。父親には「Ｎさんががんと言われているが，死ぬなんて信じられない」と話していることがわかった。父親はいつもどおり，仕事の帰りなどに時々立ち寄り，Ｎさんが退院してからは，ぬいぐるみを買って来るなどしていることがわかった。Ｎさんは父親の訪問を拒むことなく，婚約者も交えて話していることがわかった。Ｎさんの最期をどのように迎えるのか，残される母親をどのように支えていくのか，保健師はいままでと変わらぬ家族の関係性を確認し，支持的かかわりを継続した。

■ CNMの展開

CNMの焦点	根拠	実践	結果
焦点① 複数の医療機関を転々と受診することなく，がん性疼痛や腹水，発熱，倦怠感などの症状が緩和され，生活できる。	・定期受診先への不信感があり，疼痛時に救急車で複数医療機関を受診している。 ・誰もNさんの状況を把握しておらず，終末期を支える体制が整っていない。	●対象の望む生活を実現するための円環的アプローチ ・Nさん宅を訪問した保健師は，母親や婚約者と最期を迎えるための支援が必要な対象であると判断した。 ●対象中心のチームアプローチ ・目標達成に貢献するチームを編成する。 ●生活安定のための病状管理 ・地域ケア会議で多機関・多職種と情報・目標を共有し，Nさんの症状をコントロールできるよう役割を分担する。	・複数の医療機関を転々とすることなく，症状が緩和され，穏やかに過ごせた。 ・看取りを視野に入れ診療所医師・看護師が訪問診療を開始した。
焦点② 母親・婚約者との生活をできるだけ長く送り，住み慣れた実家で最期を迎えることができる。		●対象が生活者として主体的に生活できるように支援する ・Nさんは幼い頃から地域で大事に見守られて育った。保健師は，Nさん親子と地域住民の関係性を確認し，支持的なかかわりを継続する。 ●家族のセルフケア能力を高める支援 ・保健師は母親に，Nさんの状況を父親に伝えているかを尋ねる。また，父親への母親の気持ちを確認した。Nさんの最期をどのように迎えるのか，残される母親を支えていくのか，保健師はいままでと変わらぬ家族の関係性を確認し，支持的なかかわりを継続する。	・近隣住民や同級生が主体的に看病し，簡易結婚式を行った。 ・母親は，父親にNさんのことを話していた。父親は，ぬいぐるみを買って来るなどしていて，Nさんは父親の訪問を拒むことなく，婚約者も交えて話していることがわかった。

■ CNMによる変化

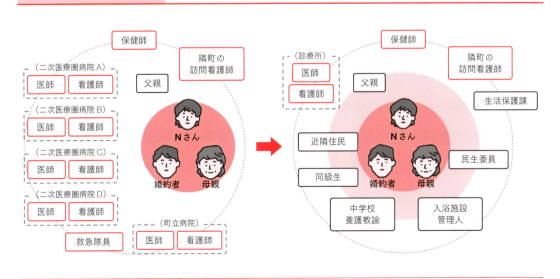

第3章 継続看護マネジメント(CNM)の事例

[Nさんのトラジェクトリ ——病状の変化とNさんの全体像をとらえる]

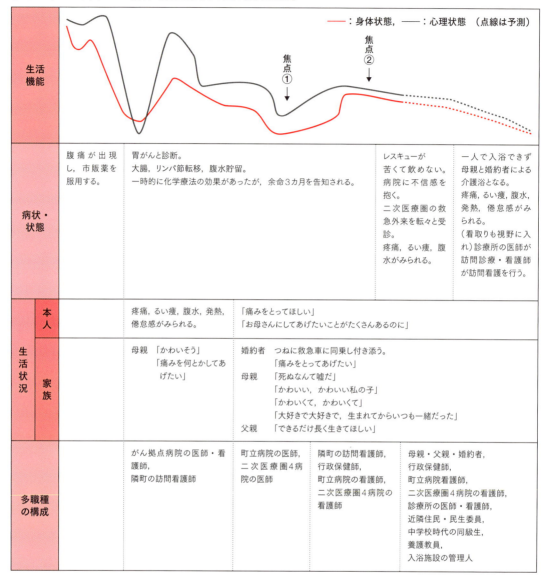

この事例のまとめ

　がんの終末期にあるにもかかわらず，疼痛時にのみ救急車で複数の医療機関を転々と受診していた事例である。町内に訪問看護ステーションがない過疎地域であり，依頼があっても訪問できないことを隣町の訪問看護師が心配し，Nさんが住む町の保健師に情報提供したことをきっかけにCNMが開始された。

　保健師が関連機関・関連職種に呼びかけ，地域ケア会議を開催し，本人・家族ができるだけ長く一緒に過ごすことができるよう看取りを視野に入れたチームが形成された。保健師はこれまでも知的障害の母親が子育てできるよう住民に働きかけるなどしてかかわってきていた。その子どもが成長し，がんの終末期であっても住民は子育ての時と同じように看病をしている。

　過疎地域におけるCNMのポイントは，資源が少ないなかでも看護をつなげることが鍵となる。たとえ終末期にあっても，看護がつながることで地域の資源が最大限にいかされ，本人・家族の人生が最期まで豊かであることにつながるのである。

第4章

継続看護マネジメント
（CNM）の展開方法

1 看護基礎教育に「継続看護マネジメント」を導入して

　国は，2010（平成22）年に今後の医療・介護提供体制として「地域包括ケアシステム」を提言した。これを受け，看護学を取り巻く環境も変化の様相をみせている。2011（平成23）年には，「学士課程においてコアとなる看護実践能力と卒業時到達目標」が提示され，5つの能力と20の看護実践能力が示された。看護に求められる能力は，高度な医療の一翼を担うだけではなく，対象を生活者ととらえ，健康問題をとらえる際も生活の視点から支援する力が求められているのである。また，看護活動の基本的能力として，チームをつくる能力が必要とされた。しかし，学士課程で学ぶ学生の多くは，対象の病気（病態）に目がいき，病気をもつ「その人」への看護がおろそかになる。対象一人ひとりの健康問題を，その人の生活史のなかで考え，かつ，その後の生活をともに考える姿勢で看護を展開することが望まれている。このことは，まさに継続看護という視点であると考える。

　継続看護は，「看護の対象となる人々の療養生活における昨日，今日，明日といった継続性」「療養の場の移動や健康状態の変化にかかわらず，責任をもって，一貫した看護が提供されるという看護の質的な継続性」を意味している[1]。われわれの研究の出発点は，古くて新しい「継続看護」を問うことであった。そして，いまの時代に合った看護の機能として「継続看護マネジメント」を提言している。

　本項では，われわれの研究成果をふまえ，看護基礎教育において継続看護マネジメントを取り入れた教科（以下，生涯支援看護学）を紹介する。

1. 生涯支援看護学の科目内容

　岡山大学では，2011（平成23）年から生涯支援看護学に取り組んでいる。「生涯」には，人の「生涯」をとらえ支援するという視点と，看護専門職が「生涯」にわたりつながることで，人びとの健康を支えるという視点を含んでいる。看護者の倫理綱領にもあるように，看護は「生涯を通してその最期まで，その人らしく生を全うできるように援助を行うこと」[2]を目的としている。このことからも，看護実践においては，人の生涯を俯瞰する目をもち，自分が出会う対象が病院にいても，病院の生活は長い一生のなかでほんの一時点であることを忘れず，これまでの生活とこれからの生活を意識した看護支援が求められていると考えた。

　この教科は，看護実践の基本的能力を基盤に，看護専門職としてのマネジメント能力とヘルスプロモーションに焦点を当てることを特徴としている。教育のねらいは，対象となる人びとの生涯にわたる健康支援，健康増進のあり方を学ぶことである。「学士課程においてコアとなる看護実践能力と卒業時到達目標」の要件にある「多様な場で，継続的なケアを提供できる看護実践」「健

康-疾患の連続性を踏まえた看護実践」「ヘルスプロモーションや予防を促進する看護実践」を
ふまえて内容を吟味した。また，岡山大学では，2011（平成23）年から保健師課程が選択制となっ
たことも勘案し，科目構成を検討したのである。

生涯支援看護学の概要

　生涯支援看護学の構成要素は，《ヘルスプロモーション》《家族支援》《マネジメント》《ヘルス
ケアシステム》である。生涯支援看護学領域の関連科目と看護実践能力との関連を［表4-1］に示
す。生涯支援看護学関連科目の概要は［表4-2］に示す。

　生涯支援看護学の特色は，生涯支援看護学ⅠとⅡの間に，実習を設けていることである。実習
を教科の間に組み込むことで，実習の学びを振り返り，学びの積み上げが可能となる。

　ヘルスプロモーション入門では，ヘルスプロモーションの理念と健康日本21の取り組みを紹
介するなかで，健康の保持増進について学ぶ。

[表4-1]　生涯支援看護学関連科目と看護実践能力との関連

学年	科目名	学士課程におけるコアとなる看護実践能力
1後半	ヘルスプロモーション入門	健康の保持増進と疾病を予防する能力
2前半	地域看護学概論	地域ケアの構築と看護機能の充実を図る能力
2後半	家族援助論	個人と家族の生活を査定する能力
3前半	生涯支援看護学Ⅰ	保健医療福祉における看護活動と看護ケアの質を改善する能力（制度と法律）
3後半	生涯支援看護学実習	保健医療福祉における協働と連携をする能力
4前半	生涯支援看護学Ⅱ	保健医療福祉における看護活動と看護ケアの質を改善する能力　保健医療福祉における協働と連携をする能力

[表4-2]　生涯支援看護学関連科目と看護実践能力との関連

地域看護学概論	地域看護学，公衆衛生看護学における理念と主要な概念，および地域看護・公衆衛生看護活動の特徴と方法，実際について幅広く学ぶ。
家族援助論	さまざまなライフステージにおける家族の健康とは何かを理解し，家族のセルフケア能力の向上へのアプローチ方法，また，支援に必要な知識・技術を学び，家族支援展開論を学ぶ。
生涯支援看護学Ⅰ	わが国の社会保障制度を理解し，さまざまなライフステージにおける保健医療施策と看護活動を学ぶ。
生涯支援看護学Ⅱ	人間の健康を誕生から死までの生涯にわたる長期で継続的な視点でとらえることを学び，ヘルスプロモーション活動を考える。また，これからの健康施策について意見をもつことができる。
健康学習支援論	生涯にわたる健康を促進するための主体的なセルフマネジメント能力を高めるための支援技術として学習者が互いに教え学び合い，ともに分かち合う場を設定し体験学習を行う。また，健康教育を支援する方法を学ぶ。
生涯支援看護学実習	人びとの生涯にわたる看護支援の実際を学び，ヘルスプロモーションの概念を理解する。また，ヘルスケアシステムのなかで人びとの生活と健康に寄与する看護職の役割を理解する。

第4章　継続看護マネジメント（CNM）の展開方法

生涯支援看護学Ⅰでは，社会保障制度を理解すること，さらに各ライフステージにおけるヘルスプロモーション活動を学ぶ。さらに，筆者らの研究成果であり，本書の主題でもある「生活と医療を統合する継続看護マネジメント」（以下，CNM）に関する講義を取り入れている。

生涯支援看護学実習の場は，退院調整室，地域包括支援センター，企業の保健管理センターなどである。退院調整室では，病棟で実践されている退院支援活動を受けて，退院後の生活を見据えて，生涯にわたり対象が「生きていく」ことを支援している看護活動を学ぶ。さらに，多職種協働によりさらに対象への支援の幅が広がることも学ぶのである。地域包括支援センターでは，地域高齢者が地域で暮らし続けるうえで必要なマネジメントが多職種連携で実践されている。地域の特色を知り，そのなかで地域づくりも学ぶ。保健管理センターでは，働く人びとの安全と衛生のための管理対策と健康増進のための看護活動を学ぶ。働く場での生活は，人生のなかで大きな時間を占めている場である。だからこそ，働く場の環境をアセスメントし，健康課題を予測し，予防的にかかわることの大切さを学んでくる。これらの場を通して，対象を生活者としてとらえたヘルスプロモーション活動を学ぶことができる。

生涯支援看護学Ⅱは，演習が中心となる。CNMを活用して事例を分析する。このような分析を通し，健康問題をとらえる際も生活の視点を忘れないこと，健康問題を健康の連続性のなかでとらえることを学ぶ。さらには，ヘルスプロモーションの理念にある「環境」という視点から，どのような環境をつくれば，人びとの健康が保持増進されるのかを考えることとなる。

2. 生涯支援看護学導入の評価

生涯支援看護学の教育効果を検証することを目的に調査を行った［表4-3］。

生涯支援看護学は，保健師課程が選択制になり地域看護学の視座をどのように看護基礎教育に残すかを話し合った結果として導入した。よって，調査の対象は，保健師看護師統合カリキュラム（以下，旧カリキュラム）の学生83名と，保健師選択制のもと生涯支援看護学を導入した地域看護強化カリキュラム（以下，新カリキュラム）の学生85名とし，卒業前の4年生の12月に自記式質問紙調査を行った。調査は旧カリキュラムの学生には2013年12月，新カリキュラムの学生には2014年12月に実施した。

調査では，「学士課程においてコアとなる看護実践能力」の項目について，「全くそう思わない」～「非常にそう思う」の5件法での回答を求めた。回答を1～5点に得点化し，t検定またはMann-Whitney検定によりグループ間を比較した。有効回答は旧カリキュラムが72（有効回答率86.7%），新カリキュラムが73（有効回答85.9%）であった。新カリキュラムで保健師課程を選択した学生は22（30.1%），不選択の学生は51（69.9%）であった。

看護実践能力の【個人と家族の生活をアセスメントする能力】の平均は，旧カリキュラム学生2.88±0.63，新カリキュラム学生3.39±0.68であった。【保健医療福祉における協働と連携をする能力】の平均は，旧カリキュラム学生3.09±0.70，新カリキュラム学生3.67±0.70であった。旧カリキュラム群と新カリキュラム群の平均得点を比較したところ，新カリキュラム群のほうが旧カリキュラム群よりも有意に平均得点が高かった（p<0.01）。

[表4-3] 生涯支援看護学関連科目と看護実践能力との関連

	旧カリ		新カリ		
	平均	SD	平均	SD	p値
個人と家族の生活をアセスメントする能力	2.88	0.63	3.39	0.68	***
保健医療福祉における協働と連携に関する能力	3.09	0.70	3.67	0.70	***

*** p<0.01

　2007（平成19）年に出された統合型カリキュラムでは，看護実践能力の強化が盛り込まれ，健康課題に早期に取り組む重要性が提言された。保健師教育では，生活習慣病予防や介護予防が重要な課題となった。岡山大学でも，地域住民が自ら健康に関する課題解決ができる力を身につけられるよう，個人・家族への保健指導や生活支援，グループ活動の育成能力を養う教育内容に取り組んでいた。2011（平成23）年のカリキュラム改正においては，「地域看護学概論」のみを生涯支援看護学領域科目として残し，新カリキュラムに取り組んだ。教育内容の目的が異なるため，比較することは難しいが，生涯支援看護学の主目的である能力に関しては伸ばすことができた。ただ，対象が異なるため慎重な検討が必要である。

　生涯支援看護学実習は，地域あるいは地域で暮らす人びとを対象とした看護というよりは，病院から在宅へ，あるいは在宅から病院（施設）へと生活の場が移行する人とその家族の看護を意識できる。さらには，対象となる人びとの支援に必要な地域を意識できる実習でもある。その結果，生涯支援看護学関連科目は，対象の生活をアセスメントする能力や多職種で連携協働する能力の向上に効果があることが示唆された。

　この調査の限界は，横断調査であり，同集団を経年的に調査したデータではない点である。この教科の意義は，生涯支援看護学関連の授業を受けて卒業した学生の臨床能力の発展にある。そのためにも，今後継続的な調査が必要と思われる。

　私たちは，看護専門職として対象のQOLにかかわっている。いのちを護ることは，その人の人生を大切にすることと変わりない。だからこそ，「いのち」の先を見据えた支援が必要となる。

　看護学は，社会の変遷に対応してその役割も拡大している。看護学教育は，その時代の先を読み，社会の動きに対応できる看護人材の育成に努めなければならない。筆者らのCNM研究プロジェクトは，現場の看護職とともにつくりあげてきた。そして，今後は，看護基礎教育にその内容を教授する時代に入ってきたと考える。学生にはハイレベルな内容であるかもしれないが，いまこそ看護基礎教育に求められる内容と自負している。

文献

1）日本看護科学学会：看護学を構成する重要な用語集. p21, 2011.
2）日本看護協会：看護者の倫理綱領. 前文, 2003.

2 継続看護の考え方を基本とした多職種連携

1. 多職種に共通する思考枠組みづくり

　近年，地域包括ケアシステムの構築が推進されるなかで，対象を中心としたチームケアを実践するために，退院支援や地域ケア会議の場面などで，保健・医療・福祉専門職，さらには民生委員や地域ボランティアなども参加する事例検討の場が増えてきている。しかし，多様な背景をもつ多職種が共通の思考枠組みをもって話し合うことは困難である。

　本項では，多職種連携のための研修プログラムにCNMモデルを適用し，多職種に共通して活用できる思考枠組みとすることを検討した[1]。

　研修プログラムの目的・目標および概要を［図4-1］［表4-4］に示した。本プログラムは，CNMを，看護師を含めた多職種専門職チームで事例に活用し，実践現場で応用できるように改編したもので，基礎編と実践編の2部構成とした。基礎編では，CNMに関する基本的な知識と，模擬事例を用いてその活用方法を学ぶ。実践編では，チームで実際の事例に活用し実践のアウトカムの検討を目指した［表4-5］。活発なディスカッションとグループ間での意見交換・共有を中心とした，参加型の研修である。

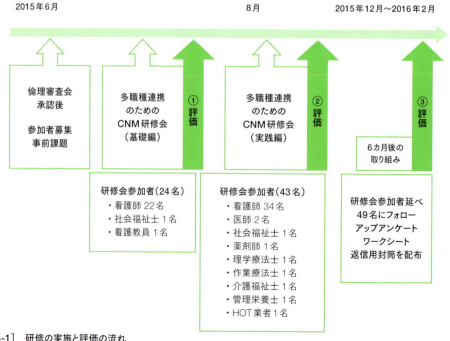

［図4-1］　研修の実施と評価の流れ

［表4-4］ 多職種連携のための継続看護マネジメント（CNM）研修プログラムの概要

（基礎編）

目的	① 保健・医療・福祉専門職がCNMの考え方を知る ② 対象の生活を基盤としたケアを考える機会とする ③ 多職種で連携したケア提供によって，対象のQOLの向上に寄与する重要性を考える
目標	① CNMの定義を理解することができる ② CNMの構成要素を理解することができる ③ 共通の思考枠組みを用いた事例展開によって，多職種連携の実践の成果について考えることができる

時間	内容
120分	・オリエンテーション ・講義「社会的背景・CNMの概念と構成要素・実践への活用」
180分	・演習「模擬事例へのCNMモデルの活用」
60分	・まとめ ・実践編オリエンテーション，事前課題配布

（実践編）

目的	対象のQOL向上のために，CNMを用いたチームアプローチを実践し，その実践評価について考える。
目標	① CNMの概念を用いてチームで実践事例を振り返る ② CNMの概念を用いたチームアプローチ実践事例のアウトカムを検討する ③ CNMのアウトカムと実践をつなげ，より良い実践（方法）を見出す

時間	内容
1日目 70分	・演習「実践事例のアウトカムと実践内容の整理」 ・ポスタービューイング，発表
50分	・講義「CNMのアウトカムとは」 ・グループディスカッション ・まとめの発表
2日目 70分	・演習「実践事例のトラジェクトリ作成」 ・ポスタービューイング，発表
50分	・グループディスカッション「対象の望む生活を実現するためのチームアプローチを考える」 ・まとめの発表

[表4-5] チームによる事例検討のテーマとチームメンバーの職種

チーム	検討事例	チームメンバーの職種
NO1	胃がん術後認知症があり，自宅退院が困難だった高齢者患者の退院調整について	病棟看護師，退院調整看護師，看護師長
NO2	転倒骨折入院，認知症により食事にムラのある患者の退院に向けて	病棟看護師，手術看護認定看護師，管理栄養士
NO3	独居末期がん患者の退院に向けて	病棟看護師，緩和ケア認定看護師，皮膚排泄ケア認定看護師，MSW，クリニック医師，クリニック緩和ケア認定看護師，看護師長
NO4	心不全による長期入院患者の透析通院に向けた退院指導について	病棟看護師，透析療法部看護師，理学療法，MSW
NO5	高次脳機能障害をもつ脳血管患者の退院支援	病棟看護師，MSW，作業療法士
NO6	肺炎による入退院を繰り返すCOPD患者の退院支援と事前指示に関する意思決定支援	病棟看護師，薬剤師，医師，理学療法士，MSW，HOT担当業者

2. チームで取り組んだ実践事例の振り返り

　研修終了後の評価では，約9割が「新たな学びが得られた」と回答し，「事例についてグループ内で活発なディスカッションができた」「継続看護について新たな気づきがあった」を問う項目では，基礎編・実践編を通じて参加者の評価が高かった。とくに実践編では，「多職種チームで参加してよかったか」「研修で専門性の振り返りになったか」で7割が肯定的な回答であった。すなわち，CNMモデルを共通の思考枠組みとし，新たな知識や気づきを得ることを通して，多職種でのディスカッションをより活発にしたと考えられた。6カ月後のフォロー−アップの自由記述では，「対象の望む生活につながる」「対象が望む生活に対する専門職らの認識が高まる」「多職種連携の基盤ができる」「対象の思いを共有し，多職種・地域全体で行う支援活動」が抽出された。対象が望む生活・思いを共有し，対象を主体的な生活者としてとらえることを確認しながら，多職種チームで支援する大切さの振り返りができたと考えられた[2]。

　以上から，CNMの概念を用いたこの研修プログラムは，多職種チームケアの質を高める継続教育として活用できることが示唆された。一方で，概念の理解の難しさ，院内で事例に活用する際の課題もあげられた。本研修会を継続的に取り組むなど，今後も多角的・継続的な実施・評価をする必要があると考えられる。

文献

1) 岡田麻里：多職種連携のための継続看護マネジメントモデルの適用とその検証. 勇美記念財団2014年度後期在宅医療助成　研究報告書, pp1-20, 29-31, 2016.
2) 岡田麻里, 他：多職種連携のための継続看護マネジメント研修参加者の学びと取り組み　研修参加6か月後の取り組みの分析. 日本看護学教育学会学術集会, 2016.

おわりに

　生活と医療を統合する継続看護マネジメントは，退院支援や在宅移行支援という特定の状況への看護師の取り組みのみに焦点を当てるのではなく，その活動の本質を示すものは何か，また，看護基礎教育において育成すべき人材像や教育方法とは何かを問い，地域包括ケアシステム構築に向けて看護師の能力を強化するものでもあり，可視化するものでもあると思います。

　そのためには，多くに方に本書を手にしていただき，活用してもらうことが重要です。都道府県看護協会でのセミナーや学会での交流を積み重ねて，より確かなモデルにしていきたいと思います。一人ひとりの事例を大切に振り返り，何を意図してどう実践したか，その結果に何が生じたかなど，その足跡を客観的に示すことや，もっと効果的な成果を生み出すにはどうすればよかったか，何ができたかと考えることで，より質の高い実践へとつながります。日常の忙しさに埋もれ，立ち止まって考えることが難しい現場だからこそ，それでも立ち止まって足元を固めることが，私たち自身の専門性や誇りを確認したり取り戻したりすることにつながると思います。その方法として，本書の事例で紹介したような表や図を，"確かな手ごたえを得る"ことにいかしてほしいと考えています。

　なぜなら，生活と医療を統合することは，状況が変化するたびに必要となるマネジメントです。そして，その人や家族の意向を引き出し，確認して，ケアのあり方を考えるとき，「その人にとって最善とは何か」を問い，個別の状況と関連して複雑な判断が必要とされます。こうすればよいという正解もないですし，正しいかどうかもわからない不確かな判断をしなければならないのです。しかも，目の前にいるその人と家族などの身近で大切な人は，この世に二人といません。だからこそ，私たちケア提供者は，実践を振り返り，どの場で働いていても，すべての対人援助職は"その人と家族などの生活と医療を統合していく"という支援の方向性を見失ってはいけないと思います。それは，一人ひとりが最期までどう生きるかを支えるケアのあり方，すなわちエンドオブライフケアの達成でもあるからです。

　慢性疾患を抱える人が増え，長寿社会が訪れました。「どう生きるか」というその人の意向を中心に考える医療・ケアのあり方について，折しも2018（平成30）年3月に「人生の最終段階の医療・ケアの決定プロセスに関するガイドライン」が改訂され，病院における医療の問題だけではなく，地域社会のなかで"その人と家族などの生活と医療を統合していく"プロセスの重要性が示されたと考えます。「どう生きるか」への支援は，社会全体の要請として私たちケア提供者に投げかけられています。生活と医療を統合する継続看護マネジメントは，この地域社会に生きる人を支えるうえでさまざまな価値観を共有し，支援者として成長し，社会に貢献し続ける能力を育成・強化するための重要な方法論であると思います。

　今後も，看護実践モデル，教育モデルとして継続看護マネジメントを検証し，実用性の高い看護理論として位置づけられるよう，読者の皆さまとの対話も参考にしながら改善・発展を重ねていきたいと思っています。

生活と医療を統合する
継続看護マネジメント 第2版　ISBN978-4-263-23705-2

2014年 3月20日　第1版第1刷発行
2017年 5月25日　第1版第3刷発行
2018年 7月15日　第2版第1刷発行
2019年10月10日　第2版第2刷発行

編著者　長　江　弘　子
発行者　白　石　泰　夫

発行所　医歯薬出版株式会社
〒113-8612　東京都文京区本駒込1-7-10
TEL.（03）5395-7618（編集）・7616（販売）
FAX.（03）5395-7609（編集）・8563（販売）
https://www.ishiyaku.co.jp/
郵便振替番号 00190-5-13816

乱丁，落丁の際はお取り替えいたします　印刷・あづま堂印刷／製本・皆川製本所
© Ishiyaku Publishers, Inc., 2014, 2018. Printed in Japan

本書の複製権・翻訳権・翻案権・上映権・譲渡権・貸与権・公衆送信権（送信可能化権を含む）・口述権は，医歯薬出版（株）が保有します．
本書を無断で複製する行為（コピー，スキャン，デジタルデータ化など）は，「私的使用のための複製」などの著作権法上の限られた例外を除き禁じられています．また私的使用に該当する場合であっても，請負業者等の第三者に依頼し上記の行為を行うことは違法となります．

JCOPY ＜出版者著作権管理機構　委託出版物＞
本書をコピーやスキャン等により複製される場合は，そのつど事前に出版者著作権管理機構（電話 03-5244-5088，FAX 03-5244-5089，e-mail : info@jcopy.or.jp）の許諾を得てください．